DE ALMA A HARRY

Crónica da democratização da saúde

CONSTANTINO SAKELLARIDES

DE ALMA A HARRY
Crónica da democratização da saúde

2.ª EDIÇÃO

Prefácio de
MARC DANZON

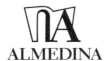

DE ALMA A HARRY

AUTOR
CONSTANTINO SAKELLARIDES

EDITOR
EDIÇÕES ALMEDINA, SA
Rua da Estrela, n.º 6
3000-161 Coimbra
Tel.: 239 851 904
Fax: 239 851 901
www.almedina.net
editora@almedina.net

PRÉ-IMPRESSÃO • IMPRESSÃO • ACABAMENTO
G.C. – GRÁFICA DE COIMBRA, LDA.
Palheira – Assafarge
3001-453 Coimbra
producao@graficadecoimbra.pt

Dezembro 2006

DEPÓSITO LEGAL
248230/06

Os dados e as opiniões inseridos na presente publicação
são da exclusiva responsabilidade do(s) seu(s) autor(es).

Toda a reprodução desta obra, por fotocópia ou outro qualquer processo,
sem prévia autorização escrita do Editor,
é ilícita e passível de procedimento judicial contra o infractor.

PREFÁCIO

Desde o ano 2000, altura em que comecei a desempenhar as funções de Director Regional da Organização Mundial da Saúde na Europa, que me têm perguntado frequentemente, sobre como vejo o futuro da saúde, a médio e longo prazo e o que pensamos fazer na Organização para influenciá-lo.

A necessidade de pensar o futuro é cada vez mais evidente.

A Estratégia de Saúde da OMS para a Europa, denominada "Saúde 21" convida-nos a fazer isso mesmo.

O programa das Nações Unidas contra a pobreza, adoptado em 2000 pela sua Assembleia-Geral, identifica metas de desenvolvimento para o novo milénio.

Trabalhar para o futuro da saúde requer sempre um exercício de antecipação, muitas vezes difícil, sobre os desafios que nos aguardam.

O tempo e os calendários deste processo de antecipação, racionalização e planeamento, são particularmente importantes, especialmente no sector da saúde.

Os sistemas de saúde são muitas vezes demasiado complexos, rígidos e difíceis de mover. A sensibilidade da opinião pública em matéria de saúde, a importância dos interesses profissionais, e a forma como funcionam as agendas políticas, têm constituído no passado, fortes obstáculos para a reforma desta saúde. Portanto, começar a pensar e a actuar a tempo, é indispensável no domínio da saúde.

No entanto, prever o futuro, é uma operação arriscada para todos os que se atrevem a fazê-lo. No início deste novo século em que há pouco entrámos, é bom ter em mente aquilo que os peritos em saúde pública diziam há 20 ou 30 anos. Nessa altura todos diziam que o tempo das doenças transmissíveis tinha terminado, e que isso tinha significado uma grande vitória para a saúde pública. Agora a prioridade passava a estar nas doenças "não transmissíveis" e nos seus factores de risco.

E no entanto surgiu a SIDA e a tuberculose pulmonar reemergiu. Mais recentemente apareceu a SARS e outros riscos infecciosos, como a gripe das aves. Não foi fácil aos sistemas de saúde adaptarem-se às novas situações.

Assim, temos que ser realistas ao pensar no futuro, e a primeira lição a tirar do passado recente é a de que estas crises inesperadas vão--se repetir provavelmente no futuro. Por isso, uma das nossas prioridades é assegurar que os sistemas de saúde aprendam a conviver melhor com este tipo de incertezas e se preparem também para responder rápida, eficiente e eficazmente a estas situações. Mesmo sem saber da natureza da próxima crise que nos espera, é possível trabalhar utilmente para criar os sistemas de detecção precoce e resposta rápida de que necessitamos para fazer face a estes desafios no futuro.

Recentemente, tivemos mais uma vez a ocasião, aqui na OMS da Região Europeia, de pensar as nossas prioridades de acção para os próximos cinco anos. A minha primeira prioridade, para além da já citada necessidade de melhorar a nossa capacidade de resposta para situações de crise, está na melhoria dos sistemas de saúde e dos recursos humanos que os servem.

Pensamos que este objectivo pode assentar em quatro pilares fundamentais.

O primeiro pilar é o de assegurar um acesso real a todos os cidadãos, não só aos cuidados de saúde, mas também à promoção da saúde, à prevenção da doença e à informação de saúde.

O segundo pilar para o desenvolvimento do sistema de saúde está na melhoria da qualidade dos cuidados e da segurança dos doentes. É quase chocante que os serviços de saúde possam ser arriscados para o doente. Os serviços de saúde não podem ser mais descuidados com a segurança dos seus doentes, do que as companhias de aviação o são com os seus passageiros. Ninguém entra num avião se não estiver convencido que o piloto goza de boa saúde, teve um exame médico recente, e que o avião cumpriu escrupulosamente as regras de segurança.

O terceiro pilar tem a ver com a participação e envolvimento do cidadão nas decisões sobre a sua saúde. E este é um aspecto onde se têm verificado muitos progressos ultimamente. As novas tecnologias da informação e da comunicação dão aqui uma boa ajuda.

Finalmente, o último destes pilares tem a ver com a questão, sempre sensível, de saber qual é a melhor forma de utilizar os recursos humanos e financeiros da saúde Esta não pode ser considerada uma questão de somenos importância. É preciso aprender com o que se faz noutros sectores. Mas a saúde não é um empreendimento qualquer. É necessário estabelecer delicados equilíbrios entre as leis do mercado e fortes valores humanos e sociais. Isso exige capacidade, vontade e coragem política.

Com sistemas de saúde de qualidade insuficiente não é possível responder bem aos mais importantes desafios da saúde.

A SIDA e a infecção pelo HIV é hoje o principal problema global da saúde. Não só é uma doença grave para as pessoas, mas também é hoje uma questão de credibilidade para os sistemas de saúde. É importante que se cumpra o objectivo da OMS de proporcionar medicamentos para 3 milhões destes doentes até fim de 2005 (o programa "3 em 5"). Este sucesso pode mobilizar novos recursos para a luta contra esta doença e ter assim um efeito multiplicador. É, no entanto, importante, não esquecer outras doenças transmissíveis graves como a tuberculose pulmonar. Esta doença atingiu proporções muito preocupantes nalguns países da antiga União Soviética.

Na minha lista de prioridades para a Europa, a obesidade vem a seguir.

A luta contra a obesidade tem muitas facetas.

Tem a ver com a possibilidade de mudar os hábitos alimentares das pessoas, mas também com a forma como a oferta e os mercados alimentares funcionam. Como alguém disse, "não é razoável esperar que os consumidores tirem o sal e o açúcar escondidos nos produtos alimentares que compram". Podemos aprender com a história da luta contra o tabaco. Ao contrário do que pudemos fazer com o tabaco, aqui deverá ser possível estabelecer boas parcerias com aquela indústria alimentar disponível para uma atitude de promoção de saúde. É possível estabelecer parcerias em que ambas as partes ganhem – a saúde e a indústria alimentar. A recente convenção à escala mundial, liderada pela OMS, para a luta contra o tabaco encerra lições importantes para a saúde pública do futuro.

Mas não é por começarmos a falar mais de obesidade, que nos devemos esquecer daqueles que ainda morrem de fome. O mundo globalizado onde hoje se vive, assim como as suas instituições de saúde, têm que fazer melhor do que aceitar passivamente esta contradição impressionante: enquanto uma parte do mundo está preocupada com excessos alimentares, uma outra, não tem literalmente nada que comer.

Seja qual for a perspectiva ou as prioridades que adoptemos para a saúde pública, existe um aspecto que assume hoje uma grande importância. Este é o domínio do conhecimento e da evidência. Só a evidência científica relevante pode assegurar acção com sucesso. Damos grande importância a este aspecto. Para além do Observatório sobre Sistemas de Saúde localizado em Bruxelas, instituímos mais recentemente a "Health Evidence Network" (HEN), cuja missão é promover o acesso à melhor evidência disponível aos decisores da saúde.

Ao olharmos para o futuro, não devemos esquecer de aprender com os sucessos do passado. Nos últimos anos fizemos importantes progressos na área da saúde mental e na da saúde ambiental, foi possível anunciar uma Europa sem poliomielite. Esperamos que em 2010 seja possível anunciar a erradicação do sarampo.

Foi um momento de particular emoção para mim, aquele em que, depois de anos de uma guerra terrível, pudemos reunir à volta de uma mesa com todos os Ministros de Saúde dos países da ex-Jugoslávia, para cooperarmos no campo da saúde.

A saúde tem algo que fazer pela paz e a paz pode fazer muito pela saúde.

Para mim, esta experiência confirmou o papel da saúde como "mediador da paz" e a OMS como uma Organização que promove valores essenciais para o futuro da humanidade. Isto é uma parte importante da "governação ética" que a OMS procura promover a todos os níveis.

Isso faz-se com pessoas e com ideias. É por isso que é importante conhecer a história das ideias e das pessoas no desenvolvimento dos sistemas da saúde.

Poucas pessoas podem contar esta história tão bem como Constantino Sakellarides. Conhece-a, porque a viveu sempre de uma forma muito apaixonada. Não é pessoa de emoções ligeiras.

Constantino Sakellarides foi, nos tempos mais recentes, a pessoa mais influente e mais determinada, dentro da Organização, em fazer com que a OMS se dedicasse com mais profundidade ao estudo da evolução dos sistemas de saúde na Europa e desse à melhoria desses sistemas de saúde maior importância política. Como Director para a Política e Serviços de Saúde, promoveu e liderou a Conferência Internacional de Ljubljana em 1996, sobre este tema. O extenso trabalho de preparação desta Conferência Europeia da OMS, promoveu as capacidades humanas e analíticas que permitiram, pouco depois, o lançamento do Observatório Europeu dos Sistemas de Saúde. Mas é o trabalho no terreno, país a país, de que Constantino Sakellarides sempre foi grande apreciador e cultor, aquilo que acaba por dar às ideias o toque de realidade e proximidade, que lhes faz sempre falta.

MARC DANZON
Director Regional da OMS para a Europa

PRÓLOGO

CONVERSAS DE VERÃO

Era a hora soberba do Verão Algarvio. O sol ainda iluminava já sem aquecer. Figueiras e oliveiras aqui e acolá, cresciam finalmente sombra. Libertadas da asfixia da tarde, expiravam para o fundo das reentrâncias que separam pequenas encostas, uma neblina azul acinzentada. Serenamente, os contornos das coisas mais distantes iam-se diluindo.

As pessoas vinham de volta. O tom vivo, impaciente, buliçoso das conversas da manhã dera lugar a palavras curtas, espaçadas por silêncios preguiçosos.

Escorridos os banhos e feitos os jantares, na noite já entrada, a lassidão dos corpos gastos pelo dia convidava a contar e escutar histórias simples.

É a hora propícia para as boas conversas de Verão, reais ou imaginárias. As imaginárias fazem tanta falta como as outras. E isso, porque elas não são outra coisa que muitos pequenos troços de conversa verdadeira, cerzidos de forma a dar-lhes sentido.

A pergunta de um velho amigo de muitos verões passados e outras memórias, veio, também sem pressas:

– Então, como é que vão as coisas?

Conhecia bem aquela pergunta. Umas vezes não era mais do que a fórmula habitual para desatar uma conversa. Outras vezes, era o primeiro passo para matar a curiosidade sobre alguns episódios mais falados, mais intensamente mediáticos, que ocorreram no decurso do último ano. Desta vez, no entanto, parecia ser mais uma interrogação crónica com sentido, tonificada diariamente por explicações que o tempo se encarregava de invalidar uma e outra vez.

Afligia-me então, outra vez, aquela sensação de impotência para traduzir para outros, aquilo que para mim faz sentido. Outra vez aquela tentação de querer sair ligeiramente do impasse, de contornar frivolamente aquela barreira já tão familiar.

Anos houve que carregava comigo "recortes interessantes" e até sugestões de leitura, para a troca, que lhe poderiam ser úteis na compreensão do passado e do presente mais próximo. Eram folhas soltas, com dois destinos prováveis – a mirada rápida, a varrer de uma vez só, ou, o baú sem fundo, das leituras em lista de espera.

A pior versão das conversas de Verão era a repetição dos lugares comuns, incluindo os das explicações oficiais. Pior, porque dão a ilusão de serem explicações.

E assim tínhamos continuado, ano após ano, desencontrados, a querer saber sem saber contar. Vivemos no mesmo país, conhecemo-nos desde a escola, mas andamos sempre à procura de um código para comunicar.

Naquela noite, deitei-me, mais ou menos à hora habitual. Mas ao contrário do que era costume não consegui adormecer. Pesava-me alguma coisa. Levantei-me. Veio-me à cabeça aquela cena final de um "western" clássico, produzido em 1962 por John Houston, "The Man Who Shot Liberty Valance".

Sou ainda do tempo das "matinées" com a namorada. As cenas saboreadas no cinema vêm à memória como as cerejas, entrelaçadas com acontecimentos, afectos, meias de leite e pastelinhos de nata. Trazem a reboque um montão de pequenas ninharias, registadas como se fossem sinais de trânsito para as coisas importantes.

Conto aqui a cena do filme tal como me vem desses restos de memórias de há muitos anos:

O velho Senador olha para as imagens que se sucedem com rapidez, à medida que o comboio vai vencendo os quilómetros que faltam para Washington. Pensa no passado.

Aquilo que vê através da janela da carruagem, são essencialmente imagens de civilização e paz, onde outrora imperava, quase por todo o lado, a lei violenta dos fora-da-lei. Que diferença, e que progresso: os campos lavrados a perder de vista, as manadas pastando mansamente nos verdes prados, as pequenas povoações fervilhando na azáfama do compra-e-vende, os pequenos, atrasados, correndo afogueados a caminho da escola. Na troca de olhares com a mulher sentada a seu lado, vinha sem alardes, o reconhecimento do muito que ele tinha contribuído para aquela obra civilizacional.

A memória do Senador fixa-se então naqueles tempos há muito idos, em que o seu caminho se cruzara com o famigerado Liberty Valance. De um lado um jovem advogado e jornalista, armado com a lei e a pena; do outro, o pistoleiro sem escrúpulos, com armas de fogo e toda uma comunidade dominada pelo medo.

Recorda distintamente aquele instante, em que empurrado para um duelo impossível, com armas que não eram as suas, apontou a pistola, como numa despedida desesperada, sem saída, o tiro suou, o bandido caiu e uma sombra protectora esgueirou-se a coberto da noite, sem ser vista, escondendo a arma justiceira.

Eis quando, os pensamentos do Senador são interrompidos pela voz solícita do revisor:

– "Sr. Senador, é só para lhe dizer que contactámos Washington e terá à sua espera, um transporte para o conduzir a casa".

Mal consegue o Senador articular um agradecimento, quando o revisor, agora tão solícito como peremptório, acrescenta:

– "Nada é demais para o homem que matou Liberty Valance."

Suprema ironia? Não, puro realismo: a comunidade com medo; a bravura enorme de um homem na resistência diária às verdades do poder; o contra-poder da palavra, mesmo quando cercada pela violência e pela ilusão da lei que não se aplica; a justiça como um grande cemitério com fantasmas de conveniência; a aniquilação, real e eminente; a salvação improvável, do outro mundo, necessária, no "momento decisivo"; a mão armada, oportuna, justiceira, representada pelo mais corpulento e desajeitado herói do cinema da época, conhecido por John Wayne.

O "homem que matou" Liberty Valance era um servidor de causas públicas destinado ao esquecimento ou pior. Tornou-se conhecido, em circunstâncias improváveis, pelas razões erradas.

A alegoria da morte de Liberty Valance fará porventura pensar a alguns, nos riscos que correm tantos empreendedores públicos, tão empenhados como desprotegidos; a outros, recordará aqueles que, completamente anónimos, têm contribuído, anos a fio, para causas públicas generosas, sabendo de antemão que ninguém estaria à sua espera à chegada, em Washington.

A noite tinha arrefecido. Ladrou um cão. O mar, não muito longe, soava como todas as noites: como quem ia e vinha, uma vez e outra, sem se decidir a ficar. Não havia luar. Nem a música, nem os risos de há umas horas.

Tudo parecia tão fortemente intranscendente como aquela invulgar falta de sono.

Sentei-me e comecei a escrever.

E escrevi até aos primeiros sinais do dia, quando finalmente o sono veio todo inteiro de uma vez. Dominado, adormeci.

Sonhei que, exageradamente como é próprio dos sonhos, tinha encarnado um antepassado longínquo, Plutarco, o filósofo.

Nascido por volta do ano 45, perto de Tebas, Plutarco foi sacerdote no templo de Apolo em Delfos, viveu em Roma, e visitou o Norte de Itália, o Egipto e a Ásia. Foi um dos grandes biógrafos da antiguidade e um dos autores gregos mais lidos. Nas suas obras biográficas – "Vidas Paralelas" – emparelhava uma personalidade grega com uma romana, escrevia sobre cada uma delas e terminava comparando-as. Não sendo muito original, escrevia com a preocupação de ser entendido. Era um espírito didáctico. Foi através das "Vidas Paralelas" de Plutarco que muitos vultos da cultura Europeia dos últimos séculos como Montes-quieu ou Shakespeare, reconstruíram os palcos onde se moveram os seus heróis.

Subitamente, como é também próprio dos sonhos, houve cruza-mento de linhas.

Desfilam agora à minha frente novas "vidas paralelas", mas que já nada tinham que ver com a antiguidade de Plutarco. O cicerone era também filósofo, mas já improvavelmente seria grego. Bertrand Russel, além de filósofo, era matemático de vocação e galês de nascimento. E desta vez os figurantes, todas eles de vida difícil por terem estado contra a ortodoxia do seu tempo, emanavam das páginas da sua *História da Filosofia Ocidental,* um êxito de há já 50 anos (1945). O livro foi um sucesso duradoiro, porque não falava só de ideias. Detinha-se também nas pessoas que as pensavam.

Eram Erasmus de Roterdão e Sir Thomas More, amigos próximos, desfilando ali quase em carne e osso.

O primeiro, irónico e polémico, escrevia em casa de More, nos primeiros ano de quinhentos, o *Elogio da Loucura*: loucura era felicidade porque é baseada na ilusão. Dos professores das artes e das ciências, dizia que eram todos essencialmente vaidosos – "a sua felicidade deriva da sua vaidade".

Thomas More, que tinha escrito a *Utopia*, genuinamente preocupado, ia, admiravelmente íntegro e intrépido, a caminho da Torre de Londres, onde foi decapitado, aos 57 anos, nas mãos do Rei que tanto tinha servido.

Eram também René Descartes e J.J. Rousseau.

O primeiro, que viveu na primeira metade dos anos seiscentos, ia circunspecto, tímido e introspectivo, como lhe era habitual. Delicado, de

Prólogo: *Conversas de Verão*

saúde frágil, escrevia o *Discurso do Método* e via-se porque não resistiu ao frio da corte real sueca, e às aulas às 5 da manhã, que lhe impunha a rainha Cristina. Aí adoeceu e faleceu aos 54 anos.

Rousseau, que viveu cem anos depois, distribuía, exuberante como sempre, um exemplar do seu *Contrato Social*, e confirmava aquilo que dele escrevia Russel: "há prova bastante de lhe faltarem todas as virtudes ordinárias", o que não o perturbava, "por se considerar um coração afectuoso".

Bertrand Russel entrou na memória corrente da minha geração através da polémica que sustentou com o *New York Times*, sobre a guerra do Vietname. Durante essa controvérsia, procurou estabelecer uma "regra de evidência" para o debate político. Esta era que, para analisar criticamente o pensamento do adversário, havia que utilizar exclusivamente os factos publicitados por ele próprio. Critica o *N.Y. Times* com base nos factos publicados por esse jornal. O mesmo fazia com Hanoi.

Russel buscava, assim, regras que assegurassem a "análise independente" de factos que, pela sua natureza, suscitam posições antagónicas por parte dos interesses em presença.

Ao compor a história da filosofia, Russel foi também um biógrafo discreto. Deu vida, rosto, sabor às pessoas, ao contexto e às ideias. É mais fácil entrar nos detalhes das ideias, através de imagens reais dos seus protagonistas.

Ao filósofo britânico dificilmente se aplicaria o pensamento, que uma biógrafa de João dos Santos, exigente como devem ser os biógrafos, foi buscar a Freud – "ninguém se pode tornar biógrafo sem se comprometer com a mentira, a dissimulação, a hipocrisia e a lisonja. Já sem contar com a necessidade de mascarar a nossa própria incompreensão… a verdade biográfica é inacessível. Se lhe tivéssemos acesso, não a poderíamos relatar"[1].

Devo ter sonhado também, ou talvez imaginado, que já se tinha passado mais um ano, e era outra vez Verão.

No dia seguinte dei-lhe o livro, sem mais palavras.

Quando três noites mais tarde, com o corpo vagamente dorido dos primeiros exercícios da época de praia, ele deixou-se cair na cadeira do costume, à luz incerta da esplanada, vi como se lhe acenderam os traços mais irrequietos do rosto, e nos olhos, reaparecia aquela mirada inquisitiva.

Mas, de início, não perguntou nada. Falou-me noite dentro das coisas dele, e eu ouviu-o fascinado. Eram pequenas histórias, histórias verdadeiras, que emergem dos caminhos percorridos, por entre os vasilhames, os sacos plásticos e a lataria de uma vida. Ele também tinha percebido que a ordem porque se contam estes pequenos episódios, e a forma como se encadeiam uns aos outros, faz seguramente mais história, que cada história em si.

Mas eram também reflexões mais pausadas que a leitura lhe tinha sugerido.

Vivemos numa sociedade plural: opinião livre, diversa e ousada, multiplicidade de fontes de iniciativa e poder, multi-culturalidade e mestiçagem cultural, contínua diferenciação de "produtos" em todos os campos da oferta, velhos e novos movimentos sociais e formas de associação, multi-identidade.

E no entanto, nesta sociedade mais aberta, mas também mais fluida e fragmentada, parece que permanecemos presos a um paradoxo fundamental. Por um lado, está esse mundo multifacetado, feito de um sem número de decisões e omissões; mas por outro lado, existe, inscrita nas normas que nos regem, uma ordem formal simples, aparentemente hierarquizada sem ambiguidades, que tende a manter o simbolismo liminar de uma cadeia de comando.

E o paradoxo está exactamente aqui – existimos diariamente na pluralidade das nossas vivências diversas, complexas, tantas vezes com meias cores e contornos indefinidos, mas recorremos a referências particularmente simples e redutoras para depositar as nossas esperanças no futuro. De tal forma que uns parecem estar à espera, que um dia, contra a evidência de toda a experiência anterior, haverá o momento certo em que o "dispositivo de comando", articulado por centenas de normas e regulamentos acumulados, arrancará finalmente a caminho da glória. Outros, numa abstracção ainda mais fantástica, põem a sua crença na noção de que há algures uma "mão invisível", benigna e pura, que liberta finalmente da camisa de forças dos contratos sociais que a história foi concertando, pagará finalmente as suas promessas.

E no entanto, a cronicidade deste paradoxo entre uma desordem vital que nos dá o espaço que precisamos e uma ordem real que nos faz falta, mas que não está com certeza onde é suposto estar, não pode deixar de ter consequências. A principal, é este deambular errático de expectativas que se alimentam de duas modas extremas: a ausência de qualquer esperança, a apatia e a acomodação, a depressão, ou, no pólo oposto, as mais fantásticas e irreais das expectativas, a mania.

Temos sido necessariamente provincianos na sociedade "pós-industrial" em que aparecemos sem *pedegree*. Não crescemos com ela. Fantasiámo-la por debaixo das vestes opacas dos objectos de consumo que nos vendem. Para sobreviver à competição, tivemos que assumir apressadamente as formas da razão. Havia que prever, planear, programar, dirigir. Era um destino inevitável. E no entanto enquanto nos organizávamos para ser o que deveríamos ser, continuamos a ser o que somos. Ignorámos o que temíamos, fomos memória e angústia, senhores e escravos.

Escrever sobre o passado tem pelo menos duas vantagens: cristaliza o sentido dos laços de pertença que se foram criando e os valores que os alimentam; liberta do peso de incidentes acessórios e experiências acabadas.

Parou de falar, por uns instantes, para vestir a camisola. A humidade, trazida pela noite e pelos campos de golfe, que iam manchando de verde as escarpas cor-de-nascença das margens mediterrânicas, incomodavam-lhe os ombros achacados por aqueles reumáticos estranhos que aparecem com a idade.

Olhou para mim. Há miradas que fazem perguntas, e aquela era óbvia. Sempre tive este dom de quase adivinhar aquilo que me querem perguntar.

– "Esta história, a tua, é obviamente feita por personagens reais, que em grande parte, conheceste pessoalmente ao longo da vida. Nomeadamente, Gonçalves Ferreira e Arnaldo Sampaio, Coriolano Ferreira e Augusto Mantas, Hafden Mahler e Reuel Stallones, Jo Asvall e Ilona Kickbusch, João dos Santos e Julian Tudor Hart, Deolinda Martins e Torrado da Silva, foram pessoas com ideias que deram sentido a coisas que importam a todos. Mas não terão ficado, injustamente, muitos exemplos por tratar, mais recentes, mais próximos de nós, de empreendedores públicos de qualidade, fontes de inspiração, material insubstituível de aprendizagem para muitos de nós?"

Ia a responder, mas ele não terminara. Aquela era uma breve pausa para respirar. Continuou:

– "Ou será que há que atender também às delicadezas da contemporaneidade? Será então justo pensar que exemplos como estes continuam a existir, mas são bem representados por aqueles cuja história já se pode contar, calibrada pelo tempo e pela distância?"

Assenti com um gesto de cabeça. Era isso mesmo.

Apesar do fresquinho daquela hora tardia, continuámos a conversar pela noite dentro. Muito do que dizíamos já tinha passado a ser, de alguma forma, entendimento comum, património cultural partilhado, formas mais próximas de ver e perceber as coisas que iam acontecendo.

UMA LUA PARA TODOS

Vila Gouveia, Moçambique, 1968

Em 1968, Vila Gouveia, hoje Katandica, tinha, por assim dizer, duas ruas de terra bem batida. Cruzavam-se perpendicularmente uma à outra, exactamente onde ficava a Administração do concelho do Bárue. Este era uma vasta área esparsamente habitada. Estimava-se que ao todo não seriam mais que 30.000 pessoas, dispersas entre o planalto relativamente ameno do Chimoio e o vale abrasador do Zambeze.

Uma destas ruas, dava acesso à estrada norte-sul que ligava Vila Pery no Chimoio, a Tete nas margens do Zambeze. A Poente subia à serra Chôa. Esta, que empresta à Vila a sua natureza amena, fazia fronteira com a Rodésia do Sul, hoje Zimbabué.

A outra corria paralela à estrada, a cerca de cem metros desta. A Sul ficava o posto dos correios e o telefone. No extremo oposto, a Norte, no fundo de uma descida acentuada, encontrava-se o pequeno hospital, impecavelmente caiado de branco.

O hospital, tinha um enfermeiro, uma parteira e dois serventes. Muito ocasionalmente tinha também um médico. Dispunha de duas salas de internamento, uma para homens e outra para mulheres. A pequena maternidade, ficava num edifício à parte.

Por detrás do Hospital, viam-se duas pequenas "palhotas", destinadas aos acompanhantes, familiares dos doentes. Cozinhavam-lhes as refeições com o que havia e tomavam conta deles.

Dispensavam-se consultas diárias, um número razoável de injecções, pensos e tratamentos variados. Na maternidade havia um ou outro parto por semana, de mulheres que moravam nas redondezas. As outras, a grande maioria, tinha os filhos lá onde viviam, ajudadas pelas mães mais experimentadas, como sempre tinha acontecido. Das situações mais complicadas, só algumas chegavam ao hospital, quase sempre em estado deplorável. Fetos de termo que não tinham conseguido sobreviver à prova do nascimento, nem franquear completamente o espaço que a bacia materna oferece para o efeito, obrigavam a mãe a andar dias a fio, naquela aflição, até à Vila.

A cerca de quinze quilómetros para o Norte, encontrava-se a Missão. Havia nela uma escola. Mas, para além disso, era lá que se preparavam os professores de uma rede de cerca de duas dezenas de pequenas escolas com que procuravam fazer chegar ao vastíssimo Bárue, as letras e as contas mais elementares. Lá existia também um posto médico, uma maternidade, e a Irmã Filomena.

A Irmã Filomena era uma mulher branca de estatura meã, passava pouco dos 40 anos. De olhar decidido e andar muito direito e firme, era enérgica e rija como poucas. Movia-se com grande desembaraço, como que negando constantemente às vestes relativamente copiosas de religiosa que trazia, a placidez que lhe pediam. Enfermeira profissional, resolvia tudo o que lhe aparecia e tinha solução. Sabia profundamente da arte de cuidar.

A Irmã Filomena nunca falava de si, mesmo quando muito instada. Sem sinais de fadiga aparente ou de desânimo, aparecia sempre à procura de novas soluções. Soluções práticas, para o mundo frágil que a rodeava. Quando não estava na Missão, percorria as picadas do mato e o leito seco ou meio seco dos rios efémeros das chuvas, a cuidar da sua gente, na sua inconfundível carrinha verde.

No modesto hospital da Vila havia momentos de crise. Algumas destas crises aconteciam quando alguém dava o alerta – a carrinha verde da Irmã Filomena tinha sido localizada já a caminho do Hospital. Era que, coisa que a Irmã Filomena não resolvia, não tinha seguramente solução fácil. Seria eventualmente preciso preparar as coisas – os instrumentos cirúrgicos, o anestésico e a agulha de punção lombar que, por entre as vértebras, o irá verter no canal raquidiano, a "sala de operações" iluminada através de uma janela amplamente aberta ao sol, e alguma coragem – para fazer mais uma cesariana.

No Bárue, é bom recordar, havia necessidade de viajar, mas não havia transportes públicos, e os privados eram muito escassos. Assim havia que aproveitar tudo o que aparecia.

A carrinha do hospital, branca e novinha em folha, era um dos meios de transporte mais previsíveis. O médico visitava os "postos de saúde" em dias e horas certas da semana. Não podia ser de outra forma. As pessoas viajavam quilómetros a pé para poderem lá estar no dia certo.

De manhã cedo, à hora de partida para os postos, os múltiplos clientes deste transporte público gratuito e previsível, rodeavam a carrinha. Habitualmente não cabiam todos. Por isso mantinham-se atentos à ordem de chegada de cada um.

Por vezes, no decurso da viagem, a carrinha parava à vista de sinais veementes, nesse sentido, vindos da berma da estrada. Havia um parto a decorrer, não muito longe da estrada. O médico deixava o carro na estrada e ia até à parturiente para a observar. O parto não era para já. Àquela hora, a cem quilómetros dali, uma pequena multidão alinhava-se para a consulta do dia. Não podendo esperar, o médico levava a parturiente e um familiar, deitada na parte detrás da carinha, entre os passageiros da transportadora oficiosa. De volta, os dois já seriam três.

Contudo, as trepidações da condução na picada aceleravam o trabalho de parto. De repente, pelo espelho retrovisor, o médico apercebia-se que havia alvoroço na parte detrás da carrinha, vultos ágeis precipitavam-se desta para a picada, em todas as direcções.

Era o sinal de parto.

O médico parava o carro e ia lá atrás acabar o trabalho. O bebé expandia os pulmões chorando e a calma voltava à savana. No entanto, era necessário esperar alguns minutos para assegurar que todos os passageiros tinham tido tempo e disposição para voltar a ocupar os seus lugares naquela transportadora invulgar.

Na consulta do pequeno hospital nem sempre tudo era pacífico.

Por vezes o enfermeiro identificava um daqueles doentes menos fiéis, que vinham de manhã à consulta e à injecção, e à tarde procuravam um dos curandeiros das cercanias. Mas o pior ainda não era isso. Enquanto que de manhã saíam da consulta, mal balbuciando um agradecimento, à tarde, chegavam a aparecer ao curandeiro com uma galinha inteira.

Era o reconhecimento visível dos bons serviços prestados. Hoje dir-se-ia, porventura, que era o preconceito de o privado ser melhor que o público. Mas, nessa altura, não era por aí que ia a análise do caso. Nos momentos de maior lucidez compreendia-se que os doentes reconheciam, por experiência própria ou partilhada, os bons resultados da injecção. Mas não tinham, nem ninguém lhes oferecia, uma boa explicação para esse facto. Mesmo para os mais habituados aos livros da ciência, uma bactéria é uma ideia bem abstracta.

O curandeiro não tinha injecções, mas dava boas explicações. Explicações com sentido. Coisas que tinham que ver com comportamentos que ofendiam a harmonia das regras que o passado e os antepassados, que as viveram e deixaram, tinham consagrado.

Aceitamos conviver com o que nos parece fazer bem, mesmo sem uma boa explicação para esse efeito. Mas não dispensamos uma boa explicação para o que nos faz mal.

Uma vez ou outra, chegava um telegrama da capital. Não era para explicar porque não tinham chegado ainda os medicamentos e o material de trabalho, há muito pedidos, uma e outra vez. Reclamavam a estatística em atraso. Ameaçavam, nomes longínquos, sem rosto. O pessoal não se agoniava. Aquele problema eles sabiam como resolver. Espalhavam sobre aquele amplo impresso aos quadradinhos, números plausíveis, e asseguravam que, nas margens, a soma das verticais era igual à das horizontais. Jogar certo nas margens, assegurava a paz nos telégrafos, a publicação atempada das estatísticas provinciais, o normal funcionamento das instituições do Estado.

Esta é uma história de muitos outros sítios. Chama-se administração de saúde sem rosto, e tem sempre o castigo que merece.

No Bárue, como em grande parte de África, a malária era, e é, uma doença endémica. No mundo, hoje cerca de 1 milhão de pessoas morre de malária, todos os anos. Para cada pessoa que morre, há 300 que vivem com a doença. Perto dos rios, uma parte substancial dos miúdos urinava habitualmente sangue, sinal de outra infecção endémica, a bilharziose. As diarreias frequentes punham em sério risco a vida dos mais pequenos.

Mas nada era mais dramático do que aquelas crianças de 3-4 anos, de olhos fundos e olhar fixo, sombrio e angustiado, abdómen dilatado, cabelo subitamente de uma cor clara, irreal. Vinham assim, habitualmente depois de um sarampo, já muito perto do fim. Traziam-nas, amarradas às costas, ou pelas mãos, mães infinitamente tristes, ainda com uma réstia de esperança, à procura do impossível.

Na Vila, um pequeno motor assegurava corrente eléctrica, desde o anoitecer até às onze, para as casas de alvenaria, varanda à volta, redes mosquiteiras nas portas e janelas, casa de banho e cozinha exteriores. A um quarto para as onze, um sinal de apagar e acender, anunciava a hora da grande opção nocturna para este escasso grupo de proprietários de lâmpadas eléctricas – ir para a cama ou acender a lanterna a petróleo, o ubíquo e precioso "petromax", e com ele continuar ainda, por uma hora ou duas, a devassar a noite.

Naquela noite fresca de 20 Julho de 1969, o vistoso rádio portátil a pilhas, cordão umbilical que ligava a pequena Vila ao resto do mundo, falava de uma notícia espantosa – só era para acreditar, porque os rádios não mentiam: um americano, Neil Armstrong, astronauta, chegava à superfície lunar, às 16.18 horas EDT e tinha acabado de proferir, da superfície lunar as seguintes palavras:

– *"Houston, Tranquility Base here. The eagle has landed"*.

Os ouvintes do rádio portátil, abanavam a cabeça, sorriam, sorviam mais um golo de cerveja trigueira, trocavam palavras em exclamação. Alguns arriscavam filosofia de circunstância.

Não passou muito tempo, para aquela súbita excitação amainar. Afinal aquilo era, pelo menos, muito longe dali. Ali, o dia de amanhã seria igual ao de ontem.

Houston, Texas, 1968

No fim da década de 60, por alturas da célebre alunagem, Houston ganhara certamente notoriedade através das façanhas da NASA. Foi em 1962 que o "Manned Spacecraft Center" da "National Aeronautics and Space Administration (NASA) se mudou para Houston, no Estado do Texas.

No entanto, ainda mais do que a NASA, era possivelmente o seu centro médico, um dos mais notáveis dos Estados Unidos, que constituía a maior atracção da cidade.

Em 1968, Denton Cooley, então com 48 anos de idade, transplantava com sucesso um coração pela primeira vez nos Estado Unidos, no St. Lukes Episcopal Hospital, no "Centro Médico do Texas", em Houston.

Cooley aproveitou o coração de uma jovem de 15 anos para o transplantar para um homem de 47 anos de idade. O doente sobreviveu perto de 7 meses. No ano seguinte o mesmo cirurgião, à falta de um dador adequado num momento crítico, implantou pela primeira vez um coração artificial num doente, enquanto esperava pela oportunidade de fazer uma transplantação.

Apesar do carácter naturalmente espectacular destas intervenções, elas não representam talvez o mais importante da contribuição de Denton Cooley à medicina do seu tempo.

Cooley nasceu e cresceu em Houston. Jovem tímido e introvertido, parece ter compensado uma certa inaptidão para o relacionamento social com intensa actividade desportiva – distinguiu-se no basquetebol universitário. Licenciou-se em medicina pela Faculdade de Medicina da Universidade de John Hopkins, em Baltimore. Aí, como interno, participou na primeira operação ao coração de um "bebé azul" feita em 1944 por Blalock. Tratava-se de corrigir uma anomalia congénita do coração que permitia a comunicação entre o coração esquerdo e o direito. Isso fazia com que o sangue, já sem oxigénio, que vêm das veias, se misturasse com sangue oxigenado que vai para as artérias. Seis anos depois, durante uma estadia em Londres participa na primeira intervenção intra-cardíaca realizada na Inglaterra.

Voltou então para Houston (1951) e a partir de 1960 ensina no Baylor College of Medicine e trabalha no St. Lukes Hospital, associado àquela escola médica.

No Verão deste ano de 2004, Cooley agora com 84 anos de idade, ainda profissionalmente activo, comentou a distinção conferida ao Texas Heart Institute no St. Lukes – pelo 14.º ano consecutivo classificado entre os dez melhores centros cardiológicos dos Estados Unidos, como um tributo ao "extraordinário trabalho e dedicação de médicos, cientistas, enfermeiros, e outro pessoal técnico de apoio".

É assim a medicina moderna. Não é possível trabalhar-se em isolamento. Mesmo na prática médica mais corrente que se faz entre um profissional e um doente, num determinado episódio, faz parte de um processo de cuidados, em que o que aconteceu antes e o que se vai seguir, são parte de uma mesma história. Nas doenças que exigem intervenções tecnicamente mais complexas, a qualidade dos cuidados está intimamente associada à extensão e intensidade da experiência.

Denton Cooley, nos seus anos de mais intensa actividade profissional, chegava a fazer 25 operações cardíacas por dia. Ele e a sua equipa, ao longo destes anos acumularam uma experiência quase impensável. Praticaram mais de 100.000 intervenções de "coração aberto".

Dois anos antes da primeira transplantação de Denton Cooley, no Centro Médico, em Houston, a cerca de 100 metros onde se ergue a torre do St. Lukes Episcopal Hospital, no Methodist Hospital, Michael DeBakey, então de 58 anos de idade, fazia o primeiro implante com sucesso de um "coração artificial parcial". Esta solução original, desenvolvida em colaboração com a NASA das alunagens, constava de um dispositivo miniatural, que uma vez instalado no interior do coração, permitia melhorar o débito cardíaco de doentes com insuficiência cardíaca congestiva. Esta invenção valeu-lhe a atribuição, por parte da NASA, do prémio da "Invenção do Ano".

Este episódio ilustra essencialmente o extraordinário espírito inventivo e grande disposição experimental de DeBakey. Mas foi essencialmente a sua contribuição para a cirurgia vascular que fez deste cirurgião americano uma das grandes figuras da medicina universal de Século XX: desenvolveu ao longo dos anos uma multiplicidade de novas técnicas para tratar as dilatações indesejáveis e perigosas das artérias – os aneurismas – assim como aqueles seus estrangulamentos que impedem o sangue de chegar onde deve. Como alguém dizia, com uma ironia respeituosa, DeBakey era o "grande canalizador" do corpo humano.

Nascido numa pequena cidade da Louisiana em 1908, Michael DeBakey, cresceu num ambiente familiar estimulante – antes de ter completado o ensino secundário, tinha lido por inteiro a Enciclopédia Britânica.

Alto, de nariz afilado bem enquadrado por traços faciais alongados, de ombros ligeiramente curvados com a idade, DeBakey é, em muitos aspectos, uma figura ímpar. Interessou-se no decurso da sua longa vida, para além da medicina, pela história, pela filosofia, pela literatura, e pela música, entre outras coisas.

"No decurso da minha vida fiz cerca de 60.000 operações" disse uma vez DeBakey – "cerca de um terço foram cirurgias cardíacas. Isto quer dizer, que cerca de 20.000 corações foram tocados por mim". E disse também: "o coração humano aspira por paz, amor e liberdade. A paz cura, eleva e revigora os espíritos".

O reconhecimento que tem recebido universalmente pelo seu trabalho é praticamente inigualável. Condecorado por dois Presidentes dos Estados Unidos, Lyndon Johnson e Ronald Reagan, foi homenageado, de formas diversas, pelos governos de 15 países, desde a Coreia do Sul, até à Alemanha. Tem um busto seu à entrada do Methodist Hospital que foi encomendado e oferecido pelo Rei Leopoldo da Bélgica. Foi eleito membro da Academia de Atenas, fundada por Platão e reservada a académicos gregos de grande mérito. O seu estatuto de excepção, como um "não grego" na Academia, é partilhado por Einstein e Churchill.

O ponto a que pode chegar o reconhecimento social de um cirurgião cardiovascular de eleição, é bem ilustrado pela vida de Michael DeBakey. E isso conta, na hora de entender e gerir sistemas de saúde.

Aos 91 anos, DeBakey, ainda trabalhava 12 a 16 horas por dia. Operava e viajava pelo mundo respondendo a várias solicitações para dar opinião sobre questões da sua especialidade. Nesse vai-vem, tinha, nos princípios dos anos 90, voado até Moscovo para dar a sua opinião sobre uma das cirurgias cardíacas de Boris Yeltsin. De volta, parou em Itália, e apareceu em Trento, onde jantou com os participantes de um seminário sobre políticas de saúde. Não se lhe notavam sinais de fadiga. Hoje com 96 anos, continua intelectualmente activo e socialmente interveniente.

Houston, Texas, hoje a quarta maior cidade da América, depois de Nova Iorque, Los Angeles e Chicago, lembra muito do que tem sido a história da América.

Houston apareceu no mapa em 1836. Nessa altura Lisboa, era a capital do Reino de Portugal há quase setecentos anos.

A cidade texana foi baptizada pelos seus fundadores em homenagem a Sam Houston, poucos meses após este ter derrotado, na batalha de S. Jacinto, o general mexicano António López de Santa Ana. Com esta derrota, o México perdeu o Texas, que após dez anos de uma independência de transição, se tornou no 28.º Estado dos Estados Unidos da América.

A lenda fundacional do Texas, e também de Houston, foi o famoso episódio de El Álamo. Durante 13 dias, 189 texanos resistem numa missão arruinada com aquele nome. Acabam por ser aniquilados pelas forças mexicanas, numericamente muito superiores. Sacrificando-se desta forma, deram tempo e crença às tropas de Sam Houston para, poucas semanas depois, derrotarem os mexicanos em S. Jacinto sob o grito de "remember the Álamo".

Este acontecimento, inspirou já duas produções cinematográficas. A primeira em 1960, com John Wayne, outra vez, não satisfez os apreciadores do rigor histórico. Mas teve a "vantagem" de, para o grande público não haver dúvidas sobre quem eram os bons e quem encarnava os maus. Com a segunda versão, distribuída já em 2004, "The Álamo", a insatisfação foi mais geral – a verdade histórica não parece ter sido completamente resgatada, e os bons, têm defeitos a mais, para manter viva a carga épica da desanexação do Texas.

Desde essa altura, o Texas, o Rio Grande ou Bravo, sua fronteira mais ao Sul, e Houston, como sua cidade mais significativa, passaram a ser ao mesmo tempo fronteira e ponte, zonas de integração e de conflito, área de miscigenação e de afirmação de identidades, entre o mundo hispânico e o anglo-saxónico.

As excessivas desigualdades, em quase tudo, entre os dois lados do rio, não têm permitido que as diferenças se transformassem em força.

No Texas, em 2002, o nome mais frequente registado nos recém-nascidos varões desse ano, foi "José". Em 1980 a população hispânica do estado era de cerca de 21% do total. Em 2000 esta percentagem subiu para 32%. Estima-se que em 2010 esteja próximo dos 45%.

O mundo vai mudando por caminhos muitas vezes insuspeitados.

Houston, cresceu com o país. Centro agrícola e comercial, mudou o seu destino com a descoberta do petróleo em 1901. Sete anos depois nascia Michael DeBakey. Doze anos mais tarde, Denton Cooley.

No decurso do Séc. XX a cidade foi crescendo numa extensa planura, sem nada de característico, a não ser aquilo que o homem construiu. Para ver o mar, viajava-se cerca de 50 milhas, para a baía de Galverston e as águas mornas do Golfo do México. Houston é relativamente fria no Inverno, chega a nevar nos anos mais frios, e é muito quente e húmida no Verão. Desde há muito é uma das capitais do mundo do ar condicionado.

Com a excepção dos parques da cidade e meia dúzia de ruas "down town", não se anda a pé em Houston. De dia fazê-lo, em muitas zonas da cidade, onde nem sequer há passeios, é tão invulgar, que os motoristas que passam, desaceleram e olham quase instintivamente, procurando perceber o que se passa. De noite, andar a pé, é simplesmente perigoso.

O automóvel reina em absoluto. Rola em pelotões massivos pelas circulares que rodeiam o centro da cidade ou pelos seus prolongamentos que nos conduzem aos intermináveis bairros residenciais que se espraiam centrifugamente.

As grandes distâncias ajudam à privacidade que modela fortemente as relações interpessoais nesta América da classe média, relativamente desafogada, profissional, e suburbana. Nada sobressaltava mais esta convivência com regras, do que quando o amigo de S. Salvador da Baía, levava à letra o "how are you" e contava a um interlocutor incrédulo os mais recentes episódios familiares que genuinamente o preocupavam.

O automóvel leva-nos, também, sem dificuldade ao parque de estacionamento subterrâneo do Jesse Jones Hall e às proximidades da Rothko Chapell. São dois locais muito especiais.

Jesse Jones, foi com Monroe Anderson, um dos grandes impulsionadores daquilo que há de bom na cidade. Milionário, político do New Deal, o "dar as cartas de novo" que se seguiu à Grande Depressão de 1929, foi colaborador directo do Presidente Roosevelt no reforço das políticas sociais que tiveram lugar neste período. Criou o "fundo" que permitiu construir o Jesse Jones Hall for the Performing Arts, em Houston. Este é um dos palácios da música mais espectaculares que a arquitectura concebeu na última metade do Século que há pouco terminou.

No Jones Hall, o tratamento do espaço que ali teve lugar, transporta aqueles que o frequentam para uma relação com o meio próximo, que estiliza os desencontros, amortece os encontrões, reduz as estridências que até ali porventura os tenham acompanhado.

Em 1971, John e Dominique Menil, inauguram em Houston, alguma coisa de verdadeiramente singular: a capela Rothko.

Esta, é simultaneamente uma capela, um museu e um fórum. Como capela, está aberta a servir todas as religiões, sem distinção, exactamente porque quer ser um ponto de encontro de todas as crenças. Como museu, contém 14 pinturas do pintor norte-americano de origem russa, Mark Rothko, encomendadas quando da sua construção. Rothko procurava fazer sentir "a força emocional da cor pura". Na capela, as pinturas são "intimistas e intemporais". Para Dominique Manil, "estamos afogados em imagens e só a arte abstracta nos pode levar ao patamar divino".

À frente da capela sobressai a escultura de Barnett Newman "The Broken Obelisk", uma homenagem a Martin Luther King.

Como fórum, a Capela Rothko convida e ouve personalidade notáveis, que vão desde cientistas insígnes, como Jonas Salk, que desenvolveu a primeira vacina contra a polio, até líderes políticos, como Nelson Mandela. A capela, na sua missão de promover os direitos humanos e a paz, instituiu um prémio destinado a indivíduos ou grupos excepcionais, geralmente pouco conhecidos, que se tenham distinguido pela sua integridade e coragem.

Newman morreu em 1970. Mark Rothko suicidou-se no mesmo ano. Exactamente uma ano após a sua morte, a capela foi inaugurada na presença de líderes de todas as religiões. O Papa fez-se representar por um cardeal que veio de Roma para o efeito.

John de Menil, um parisiense, licenciado em ciências políticas e em direito, casou em 1931 com Dominique Schlumberger e foi trabalhar para a companhia da família da mulher – a Companhia Schlumberger, que ainda hoje se dedica aos negócios do petróleo e que nos anos 30, tinha desenvolvido com êxito, novas tecnologias para a prospecção petrolífera. Com a invasão da França pela Alemanha Nazi, o casal Menil resolveu reestruturar a empresa e transferir a sua sede de Paris para os Estados Unidos. Em 1941 estabeleceram-se em Houston. Aqui, para além da sua vida de negócio, o casal desenvolveu uma intensa actividade como coleccionadores e promotores das artes.

Tal como John e Dominique, igualmente, em 1941, um outro casal, também ligado à artes, mas de uma outra forma, fugiu também de Paris em direcção aos Estados Unidos, para escapar ao mesmo invasor.

Eram eles, Marc e Bella Chagall.

A sua fuga foi bem mais dramática. Estiveram várias vezes em grande perigo. Finalmente, depois de terem atravessado a Espanha, chegaram a Lisboa, de onde embarcaram para Nova Iorque. Chagall que emigrou da Rússia, enamorou-se de Paris, foi empurrado para a América pela guerra e pela intolerância. Pintou com cores expressivas a sua confiança no destino do homem. Trouxe sempre consigo, na sua obra, o seu espaço íntimo. Aí se podem ver, a sua remota aldeia natal, os animais familiares, os violinistas no telhado e as cúpulas ortodoxas da mãe Rússia. Sobrevoam as paisagens de algumas das suas telas, os eternos noivos alongando-se como prolongamentos de um grande afecto.

Homem e pintor inclusivo, compôs vitrais para deixar entrar e enriquecer a luz.

Juntou as doze tribos de Israel nos vitrais da sinagoga do hospital da Universidade de Hadassah, em Jerusalém. Com cenas do Velho Testamento nos vitrais, fez da Catedral de Metz, meio Alemã, meio Francesa, a "lanterna do Bom Deus", ponte em vez de fronteira entre dois países historicamente desavindos. Sobre estes vitrais, alguém escreveu: "...le vitrail transcende l'ombre en couleurs. A Metz il nous offre le dialogue des siecles. Avec un regard neuf".

Esta foi a América, terra prometida. Local de refúgio, de novas oportunidades, concentrando talentos de várias proveniências, de "vidas paralelas" de múltiplos biógrafos.

O ano de 1968 foi um ano de viragem política nos Estados Unidos. Lyndon Johnson, que com a sua agenda *The Great Society"*, tinha feito grandes coisas para a América – o *"Voting Rights Act"*, os programas de saúde *Medicaid* (para os pobres) e *Medicare* (para os idosos) – renuncia amargurado a um segundo mandato. Os erros da guerra do Vietname, os protestos contra esta guerra e contra a segregação racial, minaram a sua Presidência e dividiram o Partido Democrata, abrindo o caminho à eleição do Republicano Richard Nixon.

Nos princípios dos anos 70, o "Center for Disease Control" de Atlanta, fez o seu Congresso anual em Houston. No início do segundo dia dos trabalhos, a sala estava particularmente agitada. A sessão iniciou-se com um acontecimento excepcional: o *Mayor* de Houston veio ao Congresso especialmente para se desculpar perante os congressistas, em nome da cidade. É que na noite anterior alguns congressistas negros tinham sido impedidos de entrar num restaurante, mesmo acompanhados pelos seus colegas brancos.

Nos anos 30 (1936) do passado Século, Monroe D. Andersen, um abastado homem de negócios de Houston, criou uma fundação com o seu nome para "promover a saúde, a ciência, a educação, o progresso e a difusão do conhecimento e do bom entendimento entre as pessoas". A Fundação comprou, nos anos 40, um vasto conjunto de terrenos a sul do centro da cidade para instalar o futuro centro médico do Texas. Para o efeito, fez uma parceria com o Estado do Texas para criar um instituição dedicada à assistência e à investigação relacionada com cancro (1942). Andersen fez outra parceria com a Câmara do Comércio de Houston para financiar o Baylor College of Medicine e assegurar a sua transferência de Dallas para Houston (1943). E assim se constituiu o pequeno embrião do futuro centro médico do Texas.

Em 1954 o Centro Médico do Texas (TMC) contava já com 11 instituições entre as quais, seis hospitais. No fim dos anos 60, três instituições, já referidas, tornavam universalmente famoso o Texas Medical Centre de Houston: o University of Texas MD Andersen Hospital and Tumor Institute, o Methodist Hospital, e o St. Lukes Episcopal Hospital.

O TMC é hoje constituído por 42 instituições que ocupam cerca de uma centena de edifícios diferentes. Emprega mais de 60.000 pessoas, agrega para cima de 6.000 camas e alberga cerca de 20 mil alunos. Chamam-na a "cidade da medicina". Do TMC fazem parte, exclusivamente, instituições com fins não lucrativos, que se queiram dedicar a cuidados de saúde e à formação e investigação em saúde. Para os que se querem instalar no TMC, com estes objectivos, a gestão actual, tal como fez M.D. Andersen há mais de meio século, proporciona a terra para construir a um preço simbólico.

Mas faltava alguma coisa neste grande centro de excelência. Faltava um olhar para a saúde, não só como ausência de doença, mas como alguma coisa que tem a ver com o processo que pode assegurar a realização das potencialidade de bem-estar de cada um, da comunidade em que cada um se insere, do conjunto das comunidades humanas.

Precisamente para este fim, a Universidade do Texas decidiu criar uma Escola de Saúde Pública neste afamado Centro Médico. Para a dirigir, convidou um epidemiologista prestigiado no país, então professor na Escola de Saúde Pública de Berkeley, na Califórnia. Em 1968 Reuel Stallones chegou a Houston.

Lisboa, 1968

Em Lisboa, no ano de 1968, morria politicamente Salazar, num daqueles acidentes ajudados pela idade. Aconteceu três anos após o assassinato de Humberto Delgado.

Exactamente 50 anos antes, tinha sido também assassinado Sidónio Pais. Sobre este, escreveu Egas Moniz, liberal anti-jacobino, que foi seu Ministro dos Negócios Estrangeiros em 1918, e Prémio Nobel de Medicina em 49: "homem cheio de virtudes e extraordinárias qualidades que um desvario messiânico perdeu". O messianismo foi um sintoma sério das moléstias do país ao percorrer as primeiras décadas do Século XX, durante a 1.ª República. Muitos destes males arrastavam-se acumulando-se, desde há muito. Expressões como a "geração dos vencidos da vida" e "as causas da decadência peninsular"([1]), expunham tanto a consciência de uma história desde há séculos, difícil, como a impotência, face à necessidade de a superar.

A ditadura, percorria ainda os primeiros passos de seu longo trajecto, e já em 35, Pessoa versejava o diagnóstico: "não bebe vinho / nem sequer sozinho / bebe a verdade / e a liberdade / e com tal agrado / que já começam / a escassear no mercado".

Mediaram 39 anos, entre estes versos de Pessoa e o fim da ditadura. Ao todo, mais de 40 anos. Eram tempos, durante os quais, qualquer conversa séria sobre a situação do país, da arte à saúde, da economia à edu-cação, despoletava automaticamente comportamentos que pareciam já fazer parte dos dispositivos psicológicos mais fundos de cada um: o sussurro, o abeirar-se ao ouvido, os olhares furtivos e repetidos, por cima do ombro.

O delito de opinião ameaçava a liberdade de expressão e do pensamento, as prisões políticas reprimiam os mais corajosos na intenção de mudar o estado da nação.

Hoje é difícil imaginá-lo, e por isso é fácil esquecer os seus efeitos mais duradoiros. Estes vão, seguramente, para além das gerações que viveram a ditadura. Adivinham-se, ainda hoje, na acomodação com que muitas vezes se recebe a adversidade, no pouco valor atribuído ao conhecimento, na pouca atenção à qualificação, diferenciação e democratização das infra-estruturas públicas do país.

A guerra no além-mar, esvaía o país de vidas jovens, de recursos económicos, de credibilidade internacional, de confiança no futuro. Nas Universidades, o movimento estudantil de 1962 deixara marcas. Tinha preparado lideranças para o futuro, e acentuara a politização das novas gerações.

Estavam na forja novas confrontações entre o poder e os mais jovens – o movimento estudantil de 1969, irá adicionar os seus efeitos aos do anterior. No mesmo ano há uma greve nos estaleiros navais da Lisnave, e tem lugar o Congresso Republicano de Aveiro, sob a apertada vigilância do costume. A vida militar começou a entrar em estado de crise, que vai acentuar-se progressivamente.

Lisboa "cidade branca", era ligeira e namoradeira, entre as sardinhadas e o olhar casamenteiro de Santo António de Lisboa.

Esta era a Lisboa da Fadista, das canções do Tejo, e da Feira do Livro na Avenida. Era a Lisboa do Pantera Negra, dos bifes à casa, e da Feira Popular, já em Entrecampos.

Para muitos, as pombas alvoraçadas do Terreiro do Paço e os pedintes cabisbaixos do Rossio, eram também Lisboa.

Na televisão uma cantora fugaz, acompanha o vibrar das cordas, com uma versão primitiva do *pop music* da altura. Repete, uma e outra vez, em cadência de toque de caixa, a sua estrofe de marca – "A Lua é dos namorados".

Pelo menos a Lua dos namorados era para todos.

Em 1970, em Portugal só cerca de um terço dos partos tinham lugar num hospital – hoje praticamente todos os partos acontecem no hospital. Nessa altura, por cada mil crianças que nasciam vivas, cerca de sessenta não sobreviviam ao seu primeiro aniversário – hoje, este número está reduzido a cerca de cinco. Com um relativamente modesto incremento populacional desde essa altura, Portugal, tem hoje e cerca de três vezes mais médicos que tinha em 1970.

Nessa altura, menos de metade das habitações portuguesas tinham distribuição de água ao domicílio e menos de um quinto beneficia de redes de esgotos ou de recolha e tratamentos de lixos. Mas as estatísticas, por mais eloquentes que sejam, dão quase sempre uma ideia muito imperfeita da essência do subdesenvolvimento: autoritarismo, medio-cridade, acomodação, resistência à inovação. Não é o facto da situação ser má – é sobretudo a grande dificuldade em mudá-la, que a torna mais dramática.

Os serviços públicos da saúde, notoriamente insuficientes e envelhe-cidos, fragmentavam-se por diversos organismos públicos e sociais, que os médicos percorriam, recolhendo um conjunto de pequenos ordenados.

As reacções a este estado de coisas não tinham, a maior parte das vezes, eco ou consequências práticas de imediato, mas lançavam semen-tes para um futuro já não muito distante. Eram ar fresco que permitia ir respirando por entre as fissuras de um corpo social e culturalmente enve-lhecido, sobrevivendo penosamente.

Estas excepções eram admiráveis, e têm um lugar especial na his-tória da saúde em Portugal.

Miller Guerra tinha sido o relator do "Relatório das Carreiras Mé-dicas" datado de 1961, onde se expõem as fragilidades do sistema de saúde e se propõem melhores condições profissionais para a prática médica. Este relatório foi o produto final de um movimento de reflexão e contestação às fragilidades do sistema de saúde português de então, sedeado na Ordem dos Médicos e activado por um conjunto de jovens médicos[2] que se distinguiram nos serviços de saúde portugueses nas décadas que se seguiram.

Coriolano Ferreira elabora, e consegue ver consagrado em lei, em 1968, o Estatuto Hospitalar, onde são estabelecidos os princípios de or-ganização e de gestão que orientaram o desenvolvimento dos hospitais portugueses nas três décadas que se seguiram. Mas não se limitou a imaginar uma nova lei. Enviou para a Escola de Saúde Pública de Rennes, em França, jovens promissores para fazerem aí a sua formação em administração hospitalar[3]. Dois anos depois, iniciou, na Escola Nacional de Saúde Pública, em Lisboa, um curso de especialização em administração hospitalar[4].

Coriolano Ferreira era um organizador por excelência. Espírito vivíssimo, meticuloso e dialogante, foi bem a grande figura de referência da administração hospitalar portuguesa, na segunda metade do passado Século.

Na saúde pública, Arnaldo Sampaio e Gonçalves Ferreira, tinham já protagonizado acções de relevo.

Mas a morte política do ditador, não deixou de ter os seus efeitos. Lentamente uma nova época tomava forma. Os seis anos da "primavera marcelista" (1968-1974) foram marcados, não só pelo contraste, com a duração e o rigor da invernia que os antecederam, mas também porque permitiram o aparecimento na vida pública, em várias frentes, de pessoas que teriam um importante papel na transição entre o velho regime e o desenvolvimento da democracia no país.

De volta de Moçambique em 1971, Baltazar Rebelo de Sousa, tinha trazido Francisco Gonçalves Ferreira para o governo da saúde e este, a Arnaldo Sampaio para a Direcção-Geral da Saúde.

Estas foram personalidade marcantes da nossa história recente.

Por vezes, sobressalta o pensamento de que, eventualmente nenhum deles chegaria ao que chegou na vida pública, em tempos de "democracia de baixa intensidade". Mesmo que isto pareça excessivo, pensar que poderia ter acontecido, é menos um elogio à transição marcelista, do que uma expressão de inquietação pelas sérias imperfeições da democracia que, trinta anos depois, vamos vivendo.

A BELEZA DAS LEITEIRAS

Há mil anos a Europa medieval, fragmentada e defensiva, tinha tocado no fundo. Penava-se sobre os destroços do império romano do Ocidente.

Os milenaristas anunciavam o fim do mundo.

E no entanto, insuspeitamente, ia começar a grande expansão.

Veio o crescimento das cidades com as suas novas fórmulas de equilíbrio de poder, as suas liberdades mercantis. Os majestosos e extrovertidos templos góticos das cidades, ganharam a primazia sobre o românico, harmonioso e discreto dos pequenos lugares.

Em princípios do século XIII, na Inglaterra, surgiu a "Magna Carta" – e a noção que, mesmo os reis por direito divino, deviam obediência a uma "lei para todos".

Na Ibéria, os povos peninsulares cristãos, acantonados nos terrenos montanhosos do norte, reforçados pela simbologia de Santiago de Compostela, iniciavam o regresso ao Douro, Ebro, Tejo e Guadalquivir.

O cristianismo tinha resgatado a aversão dos antigos pelos fracos. Nos mosteiros da península italiana surgem os hospitais, que hospedavam doentes, pobres e principalmente moribundos.

Averrois, o arábe, e Maimónides, o judeu, pensadores e médicos, nasceram em Córdova, o primeiro em 1126 e o segundo nove anos depois, e deixaram constância da sua arte, como referências do conhecimento e do pensamento do seu tempo.

Para alguns[1] Averrois que "propugnava que o poder soberano devia responsabilizar-se por certos aspectos da saúde, entre os quais os cuidados hospitalares", é um dos pioneiros da noção de políticas de saúde.

Em Salerno, próximo da actual Nápoles, então parte do reino meridional da Sicília, funda-se, no Século IX, a primeira Escola Médica.

Foi Rogério II, da Sicília, que em 1140, meros três anos antes da fundação do Reino de Portugal, decretou a obrigatoriedade da frequência desta Escola, pelos médicos do Reino. Acrescentava o decreto que "se (o médico, apesar da formação obrigatória em Salerno) for atrevido ou imprudente, seria preso e os seus bens vendidos em hasta pública".

A Escola de Salerno exprimiu bem o espírito de abertura e sensatez, que deve estar associado às coisas da medicina e da saúde. Em plena Idade Média, a Escola era uma organização laica, que aceitava alunos, homens ou mulheres, independentemente da nacionalidade que tinham e da língua que falavam. Diz a lenda, que a Escola foi fundada por quatro mestres: Elinus, o judeu, Pontus, o grego, Adale, o árabe, e Salernus, o latino.

Estávamos ainda em pleno apogeu do Sul.

Este processo de desenvolvimento foi em grande parte estancado pela grande tragédia que foi a epidemia da peste, que no Século XIV, em menos de três anos, fez perder à Europa, um terço da sua população.

Um pré-estado incipiente vê-se forçado a criar as regras básicas para lidar com as grandes epidemias – isolar os doentes, assegurar que os mortos eram enterrados.

As coisas começam a melhorar de novo. Giotto, rompe com a tradição do bizantino e do gótico, e passa a ser considerado o primeiro pintor moderno. Mas é o optimismo radioso da anunciação de Frei Angélico, que comove e anuncia um mundo diferente. É já no século XV, que com a recuperação, veio o renascimento com o seu humanismo, o livro, os primeiros bancos e seguros. Thomas More, escreve a *Utopia*, preocupado com a expansão de um novo espírito mercantil que ameaça o humanismo das comunidades tradicionais.

Na Escola de Sagres tinha-se promovido o conhecimento e uma cultura de rigor e sobriedade. Foi mais por isso, e não só por valentia, que era muita, que se passou para além do Bojador. Um historiador de economia, de Harvard[2], fez questão de o salientar enfaticamente, ao descrever as instruções que Diogo Lopes de Sequeira, levava consigo para a exploração da grande ilha de Madagáscar, em 1508.

Era um inquérito minucioso e sistemático sobre o que de mais importante se podia saber da ilha e dos seus habitantes, organizado em doze grupos de perguntas afins. Pedia-se para que fosse registada informação sobre as condições de entrada e ancoragem nos portos, a reacção dos indígenas, face a produtos tipificados que lhes eram mostrados, quanto estariam dispostos a dar em troca, a estrutura política, língua, religião, e costumes das populações contactadas, só para citar alguns exemplos. Estes relatórios eram, pelo menos até certa altura, estudados na Escola de Sagres, e, consequentemente, tinham implicações no desenho e desenvolvimento do "projecto dos descobrimentos".

O historiador americano cita escritos do tempo, atribuídos ao matemático Pedro Nunes, em que este atesta que as descobertas portuguesas não foram obra do acaso, mas pelo contrário, os marinheiros portugueses daquele tempo estavam bem habilitados nos conhecimentos e instrumentos de astronomia e geometria.

Os descobrimentos portugueses, foram antes de mais, uma aventura do conhecimento. Parece que foram este tipo de aventuras que paulatinamente deixámos de ter. Foi-se perdendo gradualmente a noção da importância do conhecimento na governação.

Aberto o caminho para a primeira globalização de Dias, Cabral e Gama, reforça-se a vocação atlântica de Portugal.

Nos primeiros dias de 1492, os Reis Católicos conquistam Granada.

D. João II de Portugal, o príncipe perfeito, antecipa a necessidade de uma aproximação com os poderosos Habsburgos. O preço foi alto. Garcia de Orta, português de Castelo de Vide, médico e judeu, parte para a Índia. Damião de Góis, humanista, amigo de Erasmus, conhecido de Thomas More, é perseguido por tudo o que o país de obscuro tinha.

No *Memorial do Convento*, o escritor, com a arte que se lhe reconhece, compôs, a terminar, um quadro da acção desta mesma Inquisição, duzentos anos mais tarde:

"São onze os supliciados. A queima já vai adiantada, os rostos mal se distinguem. No extremo esquerdo, arde um homem a quem falta a mão esquerda. Talvez por ter barba, enegrecida, prodígio cosmético da fuligem, parece mais novo. E uma nuvem fechada está no centro do seu corpo. Então Blimunda disse, Vem. Desprendeu-se a vontade de Baltazar Sete-Sois, mas não subiu para as estrelas, pois à terra pertencia e a Blimunda (Sete-Luas)".

A Itália de 1500, onde se estima que já circulava um milhão de livros, queimou Giordano Bruno.

Em Florença, Vesálio explora, descreve e divulga a anatomia humana.

Rafael pinta nas paredes do Vaticano, a Escola de Atenas.

No meio, Platão aponta para o céu e Aristóteles para o chão. À esquerda, Apolo, Deus da razão. À direita, Atenea, Deusa da Sabedoria.

À frente de Aristóteles, caído, sem pose, na escadaria, Diógenes, o estóico, que dispensava o mundano, disse a Alexandre, o Magno, quando este o visitava para saber se precisava de alguma coisa, para sair da frente que lhe estava a tirar o Sol. Estes eram homens cultos, que expandiam horizontes, mas também exploravam a arte do equilíbrio das misturas.

Leonardo da Vinci, não foi grande, porque sabia quase tudo o que havia de saber na sua época, mas principalmente porque soube valorizar simultaneamente a imaginação na criação e o rigor no conhecimento. Maquiavel transforma a política em algo mais que instinto. Ticiano, o veneziano, capta em tela a beleza de Isabel de Portugal, mulher do imperador Habsburgo, Carlos V.

Entretanto um monge, professor de teologia, filho de um mineiro da Saxónia, no último dia de Outubro de 1517, afixara na porta da Catedral de Todos-os-Santos de Wittenberg as suas 95 teses de desafio às práticas da Igreja de Roma.

Lutero seguramente não fazia a mais pequena ideia do que se vai seguir. Não lhe seria possível antecipar que a imprensa de Gutemberg iria contribuir para disseminar rapidamente o desafio das 95 teses; que a Europa conheceria violentas guerras religiosas, a reforma e a contra reforma. Mas que também iria começar a haver um maior apreço pela diversidade de opinião, pela diversidade das nações e das suas línguas vernáculas.

Com a queda de Constantinopla, em 1445, a ameaça Otomana era já evidente. Já no século seguinte os turcos perdem a batalha naval de Lepanto, e Filipe II de Espanha, o vencedor, rejubila. Consagra-se a divisão do Mediterrâneo. Aumenta a influência do Atlântico. Está a findar o apogeu do Sul.

Em Portugal, D. Sebastião, o sobrinho de Filipe II, aloirado e prognático, não é o mais atilado do clã. O desastre da aventura africana é maior do que se possa supor: elite dizimada, pesados resgates para os muitos que foram feitos prisioneiros, agravamento quase definitivo do domínio dos Filipes, o sebastianismo.

Com a derrota da "Armada Invencível" em 1588, dez anos após a morte de D. Sebastião, não foi só o Século Espanhol que chegou ao fim.

O Século da Ciência é antes de mais o de Newton e Galileu. Harvey descobre a circulação sanguínea em 1620 e abre a porta para a compreensão do corpo humano. O Século XVII torna-se holandês e Amesterdão a sua cidade.

Ficavam para trás as velhas explicações da saúde e da doença. Entre a crucificação do "Altar de Isenheim" de Grunwald em que um diabinho soprava pela janela o "hálito pestilento" que provocava a doença, e "A lição de Anatomia" de Rembrandt mediaram um pouco mais de cem anos, mas também um mundo de diferenças. O mestre de Amesterdão, pinta a aula de anatomia com a precisão e formalidade que o tema inspira e a cultura daquele tempo, naquele lugar, requeriam. O microscópio foi, no fim dos anos seiscentos, produto do trabalho feito no campo da óptica por estes holandeses particularmente laboriosos, e permitiu começar a compreender a estrutura íntima da matéria viva ou morta.

A influência da igreja reflecte-se na onda de espiritualidade que transborda o humanismo renascentista. A Europa adopta o barroco.

O Tratado da Vestefália (1648) pôs fim às guerras religiosas no velho continente e consagrou na Europa um sistema de estados soberanos, com uma base territorial bem definida e governos nacionais fortes, mantendo-se a guerra como um "instrumento reconhecido de relações internacionais". Hoje fala-se na ordem internacional pós-Vestefália.

As atenções começam a virar-se para o novo mundo. Na Guerra dos Sete Anos, a meados dos anos setecentos, a França perde a favor da Inglaterra o Canadá e os vales do rio Ohio e do Mississipi. Vislumbra-se agora claramente o início da era inglesa.

Hoje o Ohio, na América, é um nome familiar nos processos políticos que influenciam os poderes globais. O nome do Estado deve-se ao rio que o atravessa, e que nas línguas indígenas de outros tempos queria dizer "Rio Grande". Atravessa o Estado de Nordeste a Sudoeste, onde se confunde com o grande Mississipi.

Em Junho de 1763 o vale do rio Ohio era muito diferente do que é hoje. Habitavam-no tribos índias numerosas – os shawnee, os delaware, os mingo, além de outras.

Os homens de tez pálida e armas poderosas, vinham do Oriente, tal como os Hunos e Átila, quando fizeram estremecer a Europa do primeiro milénio.

O capitão Ecuyer, do exército britânico, recebera ordens do seu comandante para distribuir pela população índia cobertores que tinham sido utilizados por doentes com varíola. Esta era uma doença grave, de elevada letalidade (20 a 30% dos doentes morriam), muito contagiosa, podendo transmitir-se também por exposição às impressionantes descamações da pele que provocava.

O capitão Ecuyer terá "registado no seu diário que esperava que a distribuição dos cobertores tivesse o efeito desejado"([3]). Os indígenas receberam os cobertores, sentiram-se eventualmente agradecidos, agasalharam-se, e, nos meses que se seguiram à oferta dos cobertores, morreram em grandes quantidades.

Não foi esta possivelmente a primeira manifestação de guerra biológica da história, pois uns séculos antes, os tártaros já se teriam lembrado de atirar doentes mortos pela peste, para cima dos sitiados com o mesmo propósito. Mas este caso de bioterrorismo puro, foi seguramente, um dos mais eficazes.

E chegamos ao Século das Luzes, o tempo da razão, e da fé inabalável num progresso continuado. Século que começou 10 anos depois do inglês John Locke ter teorizado uma democracia de proprietários representados num Parlamento, e terminou sete anos depois de Condorcet([4]) ter escrito o seu hino à felicidade que chegava com o progresso do espírito humano. Entre os escritos de um e de outro, muitas coisas aconteceram de extraordinária importância.

Na economia, há que registar a primeira revolução industrial: primeiro as novas técnicas de tecelagem, depois a máquina a vapor. Lavoisier fez da química uma ciência. O seu colaborador Du Pont, foi nos Estados Unidos o grande pioneiro da indústria química.

Na política o grande acontecimento foi a primeira e última Revolução Francesa: liberdade, fraternidade, e igualdade, por esta ordem, eram as "palavras de ordem". A França centralizada e aristocrata, conservadora, e absolutista é decapitada com a queda de Paris.

Na economia e na política, o clima cultural, as ideias e o espírito de inovação assumiam grande importância. J. J. Rousseau publica o Contrato Social em 1762. O escocês Adam Smith, escreve em 1776 sobre a Natureza das Causas da Riqueza das Nações. Era sobre o crescimento económico e democratização social que se falava e escrevia.

Voltaire reflectiu com alguma angústia sobre o significado do terrível terramoto de Lisboa de 1755. Escreveu um Dicionário Filosófico. Chegado à palavra *"razão"*, conta uma curta história que aqui reproduzo no seu sentido mais geral: tratava-se de um homem que percorreu as principais capitais do seu tempo, sempre muito atento, falando com rigor e sem hesitação sobre aquilo que lhe era dado observar – de mau trato em mau trato, acabou decapitado por ordem do sultão de Istambul. Este era um homem que tinha sempre razão.

A impopularidade da razão é pois coisa antiga. No Século da razão, as luzes não chegavam ainda muito longe.

Chardin pinta com detalhe interiores que ilustram e promovem os valores da disciplina e do trabalho na educação dos jovens. Todos aqueles que cresceram nas casas bem arrumadas da média-burguesia de todos os lugares, já estiveram na ponta do pincel de Chardin.

Em Portugal, o Marquês de Pombal, abre o Passeio Público, onde a velha aristocracia e a nova burguesia ascendente, vão poder conhecer--se melhor.

Três décadas tinham decorrido após o dramático episódio do vale do Ohio, quando aconteceu algo que teve grande impacto no futuro da medicina preventiva e no destino da varíola. Em 1796, Jenner "descobria" a primeira vacina, precisamente a vacina contra a varíola.

A descoberta dessa vacina foi trabalho de um homem habituado a observar atentamente o mundo que o rodeiava, educado a pensar respostas para as perguntas que as realidades de todos os dias suscitam.

Nas cidades e nos campos da Inglaterra dos finais do século XVIII, havia mulheres mais bonitas que outras. De entre as mais bonitas, estavam as leiteiras. Dizia-se que tinham uma pele muito boa.

E porque é que as leiteiras haveriam de ter uma pele melhor que as outras? Aparentemente seria porque tinham muito menos marcas, cicatrizes da varíola, "bexigas" no rosto, que as outras mulheres.

Seria que as leiteiras gozavam de um factor protector contra a temível doença, que as outras pessoas não tinham?

A resposta iluminou-se na mente de Jenner quando ao observar pústulas na pele das vacas, semelhantes à doença humana, pensou se não estaria ali a chave para a beleza das leiteiras.

Não seria lícito supor que as leiteiras ao exporem-se ao contacto da "varíola das vacas", apesar de não adoecerem com a doença das vacas, ficavam de alguma forma protegidas da variante humana?

Jenner, com uma grande dose de atrevimento, resolveu inocular na pele de pessoas sãs, por escarificação, os exsudatos das pústulas de vacas doentes, buscando assim replicar o efeito protector das leiteiras. Deu resultado. Estavam descobertas as vacinas, numa época em que ainda não existiam as noções de bactéria, vírus, e muito menos a de "imunologia". Ainda hoje os mais velhos, trazem nos braços ou nas coxas, as cicatrizes da vacina de Jenner.

Entretanto nasce uma nova nação, pelo tratado de Versalhes de 1783.

Quatro anos mais tarde~, a Convenção Constitucional presidida por George Washington, adopta a Constituição dos Estados Unidos da América. A Constituição de 1787, e as 25 emendas que progressivamente lhe foram acrescentadas, aprofundando a filosofia do texto original têm-se mantido até hoje como uma referência essencial da nação americana. Quem visita Washington, ainda hoje sente que o desenho e a brancura irrepreensível dos seus edifícios mais emblemáticos, e as primeiras palavras daquele texto constitucional "We, the People...", no seu conjunto, exprimem o melhor do espírito liberal fundacional da nação americana.

O absolutismo e a verdade única eram o passado, o liberalismo e a cidadania eram o futuro.

A revolução industrial prossegue em força. Os mercados internos e externos das potências industriais europeias expandem-se. Carvão, e algum tempo depois o petróleo, proporcionam a energia da expansão, as siderurgias são as construtoras da industrialização, os caminhos-de-ferro e os grandes barcos a vapor transportam matéria-prima e manufacturas.

Em meados do Século XIX, um jovem talentoso, convenientemente genro do fundador do *The Economist*, estabelece novos padrões para o jornalismo político. Manifestou uma invulgar capacidade de ver os dois lados da questão, de argumentar a favor de um dos pontos de vista e de seguida, aprofundar as razões do ponto de vista contrário. Conseguia ver, não só as razões, mas também as emoções subjacentes a cada posição. Conta-se que estando em Paris, em 1851, no confronto entre os republicanos e os apoiantes do Império, escrevia sobre a inevitabilidade e até sobre algumas das vantagens do Império, mas, ao mesmo tempo, ajudava sempre que podia os últimos republicanos a comporem as suas barricadas.

Tratava-se de Walter Bagehot, e os seus padrões de bom jornalismo foram-se tornando cada vez mais necessários à medida que a comunicação social se preparava para ser uma das grandes forças do próximo Século.

Na medicina passou a ser finalmente possível fazer intervenções cirúrgicas, controlando a dor por métodos menos cruentos que os tradicionais e minimizando os riscos de infecções: Morton desenvolve a anestesia (1846), e Pasteur, postula os princípio da assepsia (1862). Com a descoberta de Jenner, ou tinha começado a era da protecção vacinal contra a doença.

A Beleza das Leiteiras 43

Uma jovem inglesa chamada Florence, teve grandes dificuldades em convencer a família, que cuidar de doentes, era uma acção meritória digna de qualquer pessoa independentemente da sua proveniência familiar. Foi o seu trabalho nos hospitais de campanha da Guerra da Crimeia (1853-56), que demonstrou, que cuidar bem, requeria atitudes, técnicas e decisões próprias – cuidar bem, era também uma profissão.

Com Florence Nightingale nasce a profissão da enfermagem.

Em 1872 fundou-se a Associação Americana de Saúde Pública. Em Portugal, foi em 1969 que Arnaldo Sampaio liderou a constituição da Associação Portuguesa de Promoção da Saúde Pública[5].

Entra-se numa época de grandes avanços no campo da saúde.

Democratização é inclusão. E isto também se aplica à saúde.

O cristianismo promoveu a condição humana dos doentes e diminuídos. É o caso dos "hospitais" da Idade Média, assim como o das Misericórdias, desde a criação em 1498, por D. Leonor, da Misericórdia de Lisboa. O municipalismo reforçou as identidades locais e as Câmaras, sempre que podiam, contratavam médicos municipais para atender os seus pobres. A simbologia de Salerno é a da inclusão numa cultura médica universal de todos os conhecimentos médicos do passado. Era este o objectivo de seu racionalismo laico. O mutualismo exaltou o espírito de entreajuda na sociedade civil, criou "caixas de previdência" particulares, geridas por um espírito democrático assertivo, abertas a todos que quisessem contribuir com uma percentagem dos seus rendimentos para permitir socorrer a qualquer um dos mutualistas, em caso de necessidade. O livro e o jornal começaram a dessiminar mais eficazmente ideias, factos e notícias, para os que sabiam ler. A arte passou, no renascimento, do divino para o humano. Degas deixou imagens elegantes de bailarinas e cavalos e Pissaro pintou o meio industrial e operário. Zola e Dickens, não passaram ao lado do que acontecia no seu tempo.

Portugal tinha chegado em más condições ao Século da Ciência, e consideravelmente atrasado ao Século das Luzes e à Revolução Industrial. Pobre, pouco educado, desigual e insalubre, não estava em boa situação para partilhar as promessas dos novos tempos que se anunciavam. Isto foi há pouco mais de um século.

DE BISMARCK A COHN-BENDIT

Vivem-se tempos de tensões sociais crescentes na segunda metade do Século XIX.

As cidades da revolução industrial enchem-se com uma nova "classe social" – o operariado industrial e as suas famílias. Vive-se mal. Basta lembrar as páginas deprimentes das histórias de Charles Dickens.

Karl Marx publica o 1.º volume de "O Capital" em 1867. Em 1871, acabou num banho de sangue, os 72 dias do movimento insurreccional da Comuna de Paris.

Nesse mesmo ano sangrento de 1871, o Império Alemão é proclamado em Versalhes. Na magnífica pintura que fixa para o futuro este momento histórico, uma figura sobressai entre as demais na Sala dos Espelhos. Está vestido de branco. É Otto von Bismarck, prussiano, o Chanceler de Ferro, a grande força impulsionadora da unificação alemã.

Aristocrata, Bismarck preocupava-se em promover o crescimento económico da Alemanha, mas também uma política de equilíbrios com as outras potências Europeias. Não lhe foi difícil perceber que a paz interna, um certo grau de paz social, era necessário para assegurar a prosperidade do país. Com essa prosperidade ganhavam todos. Era necessário um contrato social que assegurasse um patamar de protecção social para cada patamar de prosperidade conseguido, de forma a continuar esta espiral de desenvolvimento. O "Estado do Bem Estar" era uma condição para o desenvolvimento.

O caso da saúde foi o primeiro a merecer a atenção de Bismarck.

Em meados dos anos mil e novecentos, em caso de doença, mesmo nos países mais desenvolvidos da Europa, muito poucos podem ir ao médico e pagar "directamente".

Os pobres, que eram muitos, socorrem-se da "misericórdia", que não tinha mãos a medir. Os pequenos empresários e artesãos tinham já desenvolvido as suas "mútuas". Mas o novo operariado urbano, que fez crescer rapidamente as cidades, não tem solução.

Bismarck pressiona e convence os industriais alemães do impensável. O Estado Alemão irá obrigar a sociedade civil industrial a contribuir para um seguro de saúde obrigatório para o operariado alemão (1883). Seguiram-se outros, para o desemprego e as pensões.

Os termos deste "contrato social" que os dispositivos político-constitucionais de cada país fixaram sob nomes diversos, são claros no essencial: pagar de acordo com o que se pode, para se receber segundo o que se precisa; pagar quando se pode, ao longo da vida, para se receber quando se necessita por se estar doente. A estas regras básicas juntaram-se no decorrer do tempo vários acessórios.

Tratou-se de verter no contrato social do "estado de bem-estar" a noção de que a paz social necessária ao progresso, dependia da capacidade de associar a cada patamar de crescimento económico, um patamar de protecção social.

Contratos sociais desta importância, passos muito importantes na democratização da saúde, são soluções políticas. Mantêm-se efectivos enquanto as circunstâncias que os impuseram forem ainda marcantes. Quando estas enfraquecem a distância entre o formal, ou seja as normas e as organizações que as veiculam, e o real, aumenta. Isto desfoca e enfraquece as políticas sociais.

Sempre que os regimes políticos ignoram ou promovem esta distância entre o formal e o real, evitando conflitos imediatos, à espera de uma oportunidade para reanimar um contrato social em termos mais actuais, ou para denunciá-lo mais ou menos explicitamente, enfraquece-se a política, recua-se na democratização da saúde.

Otto von Bismarck, prussiano, aristocrata, líder determinado, tornou-se uma das principais referências da história alemã.

Não foi esquecido. Na Alemanha, o seu nome foi dado a ruas e escolas, pelo menos a três navios, um arquipélago, e a um mar, na antiga colónia alemã da Nova Guiné e até a uma povoação no Dakota do Sul, EUA.

Personagem marcante, teve adversários de peso. Sobre eles escreveu que com a sua reforma do "seguro social", os "aristocratas" como ele, tinham deixado os "democratas" no desemprego. O essencial estava feito. Dois destes adversários interessam aqui particularmente.

O primeiro foi Rudolf Virchow, médico, cientista, homem de saúde pública, antropólogo e político. Foi deputado, tanto no Parlamento Prussiano como no Alemão.

Bismarck e Virchow podiam ter escrito, cada um a sua versão da história do Século XIX. Percorreram-no juntos, de ponta a ponta. O primeiro, nasceu em 1815 e o segundo, seis anos depois. Bismarck faleceu em 1898, o médico três anos mais tarde.

Virchow foi um dos grandes vultos da ciência médica e da saúde pública. Formou-se em Medicina na Academia Militar da Prússia. Estudou as células do corpo humano, as que adoecem e as que permanecem sãs e procurou perceber o que faz a diferença. Mas também se empenhou na melhoria do abastecimento de água, da rede de esgotos, da segurança alimentar, da saúde nas escolas e da arquitectura dos hospitais de Berlin.

O governo alemão pediu-lhe que estudasse uma epidemia de tifo na Silésia do Norte. O Relatório Virchow como hoje se lhe chamaria, ficou célebre. Estudou a distribuição da doença naquela população e também as suas causas (esta é a definição perfeita do que hoje se chama epidemiologia). Mas foi incisivo ao relacionar a doença com as péssimas condições de vida daquela população e ao chamar a atenção para as responsabilidades do Estado alemão.

O Governo não gostou.

Virchow não tinha papas na língua. Acusou Bismarck e o seu Governo, frente-a-frente, de não serem suficientemente sensíveis às precárias condições de vida de muitos alemães.

O Relatório Virchow foi uma peça fundacional daquilo que se passou a designar por "medicina social". Ainda hoje o estudo e a actuação sobre os determinantes sociais da saúde e da doença, não merecem frequentemente a atenção que deviam merecer.

Como se tudo isto não fosse suficiente, Rudolf Virchow é também referido como sendo fundador da antropologia.

Um outro oponente célebre do Chanceler, foi Max Weber. Parecia que Bismarck escolhia bem os seus adversários. Aqui, no entanto, a situação era distinta. Weber era cerca de 50 anos mais jovem. Era um crítico da natureza do poder Prussiano. Segundo a nomenclatura de hoje, talvez se pudesse chamar economista. A sua obra que o tornou mais conhecido, foi publicada em 1905 e chamou-se "Ética protestante e o espírito do capitalismo". Aí explica, que foi ao encorajar o carácter laborioso, que ajuda a produzir riqueza, e a propensão pela austeridade e frugalidade, que permite a poupança, que a ética protestante promoveu a expansão capitalista. O motor dessa evolução, dizia Weber, não foi a ganância. O discurso apaixonado de Michael Douglas, aos accionistas da fábrica, no filme "Wall Street", é outra coisa.

Entre várias outras coisas, Max Weber, considerado o fundador da sociologia, estudou e caracterizou as "organizações burocráticas", as organizações da administração pública, suas vantagens e limitações. Só dois curtos anos mediaram entre este trabalho de Weber e a publicação nos Estados Unidos de *A Direcção Científica da Empresa* por Taylor. Há 100 anos o estudo da organização do trabalho no sector privado e no público, atraíam a atenção dos intelectos mais aguçados.

Bismarck, criou o seguro-doença público, um dos dispositivos críticos do Estado Social. Virchow, desenvolveu a citologia, fundou a medicina social e a antropologia. Max Weber, criou a sociologia, analisou os valores que promoveram uma economia de mercado, contribuiu para o estudo da organização do trabalho. Que legado extraordinário o destes três alemães, que atravessaram um Século inteiro e chegaram até nós como referências necessárias para compreender o mundo tal como o encontramos.

Este Século XIX é, para muitos de nós, como uma espécie de baú da avó, onde sempre que se mete lá a mão, sem procurar nada de especial, damos com uma peça, com uma história para contar, que bem contada, permite-nos ver sob uma nova luz muitos dos nossos antecedentes. Com a vantagem destas histórias, sendo suficientemente distantes, chegaram até nós sem as picardias e toda a outra tralha dispensável que fumegava à volta, quando ainda estavam quentes.

Rousseau e outros, deixaram as sementes que na primeira metade de novecentos iriam alimentar a reacção ao racionalismo e ao neo-classicismo do Século anterior. É o romantismo, a era da sensibilidade.

Na pintura, Delacroix, explorou a sua vertente mais exótica, enquanto que Turner e Friedrich lhe emprestaram ressonâncias etéreas. Deram cor e forma ao sentimento. Depois vieram os nenúfares de Monet, a arte cintilante, atraente, bonita e "fru-fru", e também os campos ondulados de Van Gogh, muito mais espessos, com raízes fundas. É um fim de Século tremendo, para revisitar nos seus detalhes menos conhecidos.

Portugal recebe o ultimato britânico, compõe a Portuguesa, contra-os-canhões-marchar, experimenta o regicídio. O primeiro comboio sai de Santa Apolónia, enquanto Columbano, pinta, por dentro e por fora, ínsignes e sós, os "vencidos da vida".

E quando fechamos este baú da avó, estamos porventura mais preparados para ver à nossa frente, menos o nome e o número, mas o homem multi-dimensional, complexo, tantas vezes surpreendente, feito de várias coisas que se podem manifestar diferentemente, conforme o palco que se lhe dá.

Em 1903 o produto interno bruto (PIB: a riqueza que um país realiza) dos Estados Unidos, superou pela primeira vez o do Reino Unido.

Não demorou meio Século para que Nova Iorque ultrapassasse Paris, como capital mundial da arte. E durante esse meio Século por duas vezes, os exércitos dos Estados Unidos fizeram a paz na Europa desavinda.

Este era, definitivamente o Século Americano.

No virar do Século, temos uma Europa de famílias jovens e numerosas, ameaçadas por doenças transmissíveis particularmente letais para os mais novos.

Em 1882, Kock descobrira o bacilo da tuberculose. Foi o fim de 30 anos de debate acalorado entre aqueles que diziam, que doenças como a malária, a cólera e a tuberculose, eram transmitidas por um agente infeccioso e aqueles que as atribuíam, mais genericamente, à má qualidade do ar ou do solo.

A descoberta dos Raios X por Roentgan em 1895, permitiu ver por dentro, sem necessidade de ferir a pele. Apareceu a Aspirina, que combate a dor, a febre, a inflamação e a trombose, e ainda por cima ficava ao preço da chuva. Os agentes infecciosos, parasitas, bactérias e vírus, são estudados detalhadamente, assim como o comportamento do corpo humano face a eles. Com o aparecimento de mais vacinas e dos primeiros antibióticos (1939), uma parte importante destas doenças começaram a ser combatidas eficazmente.

É o "seguro-doença" público que permite aos doentes ter acesso aos progressos que as ciências biomédicas proporcionavam.

A descoberta da Insulina em 1921, permite mudar radicalmente a vida aos diabéticos jovens, dependentes desta hormona. Ernesto Roma, funda em Lisboa a primeira associação destinada a assegurar a todos os diabéticos a hormona genuinamente salvadora. Esta é a primeira deste tipo de associações no mundo – foi a Associação Protectora dos Diabéticos Pobres.

O seguro-doença público não tinha ainda chegado a Portugal.

Mas vinha a caminho.

Chegou ao Reino Unido no fim da primeira década do Século XX, quase trinta anos após a versão alemã. Chegará ao sul da Europa, às margens cálidas do Mediterrâneo, a Portugal, Espanha, Itália e Grécia, nas décadas de 30 e 40. São as Caixas de Previdência e os seus serviços médicos.

Entretanto os Hospitais mudam rapidamente. Deixam de ser o local de recolhimento dos doentes, fracos e abandonados. Passam a ser o lugar onde se aplicam as novas tecnologias biomédicas, capazes de fazer diagnósticos mais precisos e aplicar tratamentos mais eficazes.

A prática médica especializa-se e a prática de enfermagem profissionaliza-se. Nos anos 30, nos EU, a pediatria torna-se a primeira especialidade médica.

A primeira metade Século XX, foi de anos trepidantes de rupturas profundas, que os Europeus da segunda metade do Século, receberam como herança, mas não experimentaram.

Duas guerras devastaram a Europa e ainda vivem muitas das suas consequências. Em 1917, a revolução de Outubro criou a União Soviética, e mudou a Europa política, e a política no resto do mundo. A Guerra Civil de Espanha foi um sonho mau, um pesadelo, que simplesmente não podia ter acontecido.

A física acedeu à intimidade da matéria e reformulou a relação matéria-energia. A ciência e a humanidade não mereciam as imagens de Hiroshima e Nagasaki.

Picasso pintou de uma forma intrigante as mulheres de vida difícil de Avignon e as mães de Guernica chorando, e não parou de surpreender a vida toda. Dali mergulhou no surreal. Nos EU, Hopper pinta a solidão nas grandes cidades. Otto Groz dá cor, ao grotesco e à fealdade do mundo alemão no pós-guerra.

As sufragistas, lutaram para que as mulheres pudessem também votar, principalmente no Reino Unido e nos Estados Unidos. Este objectivo foi conseguido somente na 2.ª década do Século XX. Em Portugal as mulheres puderam votar pela primeira vez, sem restrições, após 1974.

Na sequência do Relatório Welch-Rose de 1916, foi criada em 1918 a Escola de Saúde Pública de John Hopkins, em Baltimore. A de Madrid foi estabelecida em 1924, e o início da de Lisboa pode situar-se em 1967[1].

Lord Beveridge era inglês. No início da década de 40, expôs algumas das limitações do "contrato bismarckiano": o financiamento da protecção social fazia-se exclusivamente a partir de contribuições que saíam dos rendimentos do trabalho. Ficavam de fora as outras fontes de rendimento, enquanto que estas contribuições, funcionando como um "imposto sobre o trabalho", encareciam-no.

Propôs então que o financiamento dos cuidados de saúde se fizesse a partir da totalidade da riqueza do país, com base nas receitas recolhidas pelo Estado, reflectidas no Orçamento Geral do Estado. Este Estado financiador não se vai limitar agora a assegurar o acesso aos serviços de saúde que existem. Sente-se na obrigação de intervir e criar os serviços de saúde que as populações necessitam.

Assim nasce o modelo "Serviço Nacional de Saúde", universal, por ser para toda a gente, e gratuito, no sentido em que não é pago na altura em que é prestado.

Estas são duas noções importantes.

Universalidade do SNS, quer dizer que é para todos, mas implica também, que todos devem ser tratados da mesma maneira, independentemente dos seus rendimentos e condição social.

"Gratuito" no acto da prestação dos serviços, quer dizer que ele é pré-pago. É pago, ano após ano, por impostos proporcionais aos rendimentos, para que possa ser utilizado quando se tornar necessário fazê-lo. Assim se evita que as pessoas se preocupem em ter que pagar cuidados de saúde, exactamente quando estão, e se sentem, mais fragilizadas. Também evita, que no centro de saúde ou no hospital, se identifiquem primeiro, e se discriminem mais tarde, as pessoas pela sua capacidade económica.

As fórmulas de Bismarck e Beveridge proporcionaram a paz social necessária no interior do Estado-nação.

Foram precisas duas guerras tremendas para que os políticos europeus encontrassem novos dispositivos para prevenir e gerir os conflitos entre os interesses económicos dos diferentes Estados.

Para esse fim, a nível mundial, foi criada, depois da II Grande Guerra, a Organização das Nações Unidas. No âmbito Europeu, a necessidade de pacificar as relações entre os Estados, particularmente entre a Alemanha e França, levou ao processo de construção Europeia, começando pela Comunidade Europeia do Carvão e do Aço (1951). Seguiu-se-lhe, poucos anos depois, o Tratado de Roma e a Comunidade Económica Europeia (CEE) em 1957.

Assim foi-se estabelecendo um conjunto de arranjos políticos no interior dos Estados, no interior da Europa (Ocidental) e à escala mundial, que tiveram como principal objectivo assegurar uma concertação contínua entre os vários interesses nacionais e internacionais em presença. Assim se buscavam soluções – fórmulas de democracia política e social –

que permitissem que todos ganhassem alguma coisa com o progresso material, que o mundo, no seu conjunto, ia experimentando.

Estes acontecimentos têm lugar nos extraordinários 30 anos de prosperidade e desenvolvimento que se seguiram ao fim da II Grande Guerra. No entanto, é necessário ter presente que este período favorável se insere numa tendência mais ampla de progresso: a prosperidade material da Europa aumentou tanto nos últimos 250 anos, como nos dez mil que os antecederam; o produto interno bruto da Europa ocidental, aumentou mais no decurso do Século XX, que nos cinco séculos que o precederam.

Eric Hobsbawm, inglês e historiador, nasceu em Alexandria em 1917. Faz todo o sentido que tenha completado aos 85 anos (2002) uma obra intitulada *Interesting Times. A Twentieth-Century Life*.

Conta-nos que se tornou comunista em 1932, ainda muito jovem, e só deixou de sê-lo 50 anos mais tarde. Parece-lhe que a questão de saber porque é que "o comunismo atraiu os melhores homens e mulheres da minha geração", e o que "ser comunista" significava para eles, deve ser considerado como um dos temas críticos para a compreensão do Século XX. Acrescenta, à laia de resposta, que talvez não haja nada mais característico desse Século que "a paixão pela política". E para ele, nada melhor exprimia essa paixão, que ser comunista. E também, por contraponto, que ser anti-comunista. Para Hobsbawm, o ponto de viragem, o início do declínio da paixão do Século, nas democracias ocidentais em que Portugal não estava incluído, deve situar-se em 1956, quando Khrushchev denunciou as atrocidades de Estaline.

Saber de que forma, com o ocaso da política, aceitem-se ou não os argumentos, as causas e calendários do historiador inglês, é possível, prosseguir o aprofundamento da democracia, a democratização da saúde, como uma das suas principais expressões, passou a ser uma questão essencial.

É o anúncio do fim da política que paira. O fim da política tem também os seus cronistas, que escrevem, sobre como é sensato não ter alternativas políticas por onde poder escolher.

Foi sobre a necessidade de sobrepor as pessoas ao mecanismos cegos do mercado e às abstracções do Plano, que escreveu o matemático e economista inglês John Maynard Keynes. A sua obra de referência, a *Teoria Geral do Emprego, do Juro e do Dinheiro*, foi publicada em 1936. A tolerância, face ao fenómeno do desemprego, o abandono das pessoas e o que isso representa, impressionou Keynes.

Ele pensava que só o primado da "política" sobre a "economia" pode lutar contra o desemprego.

Em 1953, Francis Crick e James Watson, iniciam a grande aventura da ciência da segunda metade do Século XX – a biologia molecular. Propõe uma estrutura molecular para o ácido desoxirribonucleico, o ADN, que tem grandes implicações na compreensão da biologia em geral e da genética em especial.

No fim dos anos 50, a comunidade internacional vive um período de relativa abertura e optimismo, pese embora o agravamento da Guerra Fria e a crescente consciência dos riscos para a humanidade dos arsenais nucleares. É necessário e parece possível, fazer chegar os benefícios desta nova prosperidade às populações mais desprotegidas do globo.

Este clima positivo não deixou de influenciar também os peritos em Saúde Pública. A Organização Mundial da Saúde anuncia então que está preparada para aceitar um desafio extraordinário – pela primeira vez na história da humanidade, eliminar, erradicar da superfície da terra uma doença. Aliás duas: a malária e a varíola. No caso da malária o entusiasmo foi claramente excessivo. Mas, pelo contrário, a campanha para a erradicação da varíola lançada em 1959, foi um êxito rotundo, vinte e um anos mais tarde.

Em Portugal, a geração que despertou para o mundo na década de 60, fê-lo sob os efeitos submersos da campanha presidencial de Humberto Delgado, viveu o início da guerra colonial e a crise académica de 1962, foi atraída pelas imagens do poder jovem e aparentemente diferente de Kennedy, pela amplitude do movimento pacífico pelos direitos cívicos de Martin Luther King, pelo desaparecimento violento de ambos, pela lendária coragem de Che Guevara. Foram os anos 60, marcados pelos mitos, confrontos e posicionamentos próprios da "guerra-fria", mas também pelos alvores de uma nova cultura jovem, que de certa maneira, os compassos dos Beatles, as baladas de Baez e as sonoridades de Woodstock, espelharam.

Os anos 60 trouxeram para a saúde da mulher e das famílias, duas boas notícias. A primeira foi a pílula contraceptiva e a segunda a ecografia obstétrica. Era agora possível planear a maternidade, articulá--la melhor com os sentimentos, o ciclo de vida, a profissão, a capacidade económica da mulher e daqueles que com ela partilhavam a vida. Permitiam diminuir drasticamente a prática do aborto. A ecografia antecipou o natal, deu imagem ao que a mãe sente, emociona o pai e os avós, fez do nascimento um momento melhor, com menos surpresas indesejáveis. Nos anos que se seguiram, novas tecnologias irão juntar-se aos ultra-sons da ecografia e proporcionar imagens cada vez mais precisas das intimidades anatómicas do corpo humano vivo.

A Primavera em Paris lembra sempre as esplanadas radiosas de Renoir e dos que como ele, revolucionaram o realismo da época, e também a luz optimista de Chagall, um dos seus imigrados mais ilustres.

Mas Maio de 1968 era diferente.

Durante todo o mês, houve contestação e revolta nas ruas de Paris. Este clima de tensão vinha-se adensando deste o princípio do ano: melhor acesso à Universidade, maior liberdade de expressão e movimento para os estudantes, protestos contra a Guerra do Vietname, eram as questões.

A contestação iniciou-se entre 2 e 4 de Maio nas Universidades de Nanterre e Sorbonne, chega à classe operária, propaga-se pela ruas de Paris, atinge a rádio e a televisão. A 27 de Maio o Governo de George Pompidou, aumenta o salário mínimo, reduz as horas de trabalho e a idade da reforma, proporciona maiores direitos sindicais, e no dia seguinte aceita a demissão do Ministro da Educação, desde o princípio, contestado pelos estudantes. A 30, o Presidente De Gaulle, dissolve a Assembleia Nacional e convoca novas eleições.

A revolta acabou num dia, a onda que se tinha erguido alto, súbita e inesperadamente acabou, como sempre, reabsorvida por um mar imenso e muito antigo. Ao dissipar-se a revolta, os seus ganhos imediatos são reabsorvidos a curto prazo.

Mas o seu anúncio do "fim do pós-guerra" não deixou de produzir importantes efeitos culturais. E na política, apesar de alguns êxitos imediatos, o regime de De Gaule saiu definitivamente tocado.

A natureza da revolta ficou gravada nos *graffiti* das ruas de Paris.

É a revolta contra a rotina cinzenta – "o aborrecimento é contra--revolucionário"; contra a ordem imposta – "é proibido proibir". É a euforia da libertação – "sejam realistas, peçam o impossível". É o elogio da desobediência – "desobedecer primeiro, escrever nas paredes mais tarde…". É a crítica mordaz – "professores, vocês envelhecem-nos".

Como porta-voz da revolta, emergiu Dani "o vermelho". Daniel Cohn-Bendit de seu nome. Expulso de França em Maio de 68, foi para

Frankfurt, onde partilhou o apartamento com Joschka Fischer, e com ele promoveu a agitação revolucionária nas ruas e fábricas da capital financeira da Alemanha.

Do Maio de 1968 ficaram algumas coisas. Uma delas foi a sensação estranha de ter marcado o fim da época em que a revolta ainda era possível.

A transgressão, às vezes, parece fazer sentido. Quando significa desafiar com os meios possíveis, um "estado de coisas" ultrapassado e que não permite qualquer forma de contestação. Quando a revolta é contra formas de opressão que justificam uma profunda objecção de consciência. Assistimos diariamente à pequena transgressão como excepção inconsequente ou concessão controlada, face ao peso e à monotonia da "normalização", de vivências demasiado espessas, que nos superam, mas que não se suportam.

Alguns anos depois, tanto Cohn-Bendit como Fischer, tornaram-se membros proeminentes do movimento dos verdes na Alemanha.

Actualmente, em fins de 2004, Joschka Fischer é um dos políticos mais conhecidos da Alemanha, influente Ministro dos Negócios Estrangeiros daquele país. Daniel Cohn-Bendit foi eleito pela segunda vez para o Parlamento Europeu. Da primeira vez, apresentou-se em listas alemãs, e da segunda, em listas francesas. É agora Presidente do seu grupo parlamentar, e continua a ser uma voz irreverente na instituição política de Estrasburgo.

No princípio dos anos 70, o cartel dos países produtores de petróleo conseguiu criar as condições necessárias para intervir no mercado do petróleo e acabar com o ouro negro a preço de saldo, que tanto tinha favorecido a expansão económica do pós-guerra. A economia e a geopolítica do precioso líquido, sentou-se desde então na primeira fila dos acontecimentos que marcaram, directa ou indirectamente, os 30 anos que se seguiram.

Foi precisamente neste momento de viragem histórica, economicamente desvantajosa, associada aos "choques petrolíferos" dos anos 70, que países do sul da Europa, menos desenvolvidos economicamente que os seus vizinhos do norte, três deles acabados de sair de ditaduras pouco propícias a políticas sociais avançadas, têm finalmente a oportunidade, em contra-ciclo, de apostarem um pouco mais nos seus sistemas de protecção social. Não foram as melhores circunstâncias para começar a fazê-lo.

O PROFESSOR DO PÚNGUE

Lourenço Marques, hoje Maputo, eram duas cidades adjacentes – uma de cimento e outra de caniço. Os habitantes da cidade de cimento, atravessavam de automóvel, a de caniço a caminho do Aeroporto de Mavalane ou da praça de Touros. Alguns iam lá por outras razões. Destas, a melhor, era visitar o atelier de Malangatana, o pintor, de cores esfusiantes que tornavam o mundo muito melhor do que ele era. Dos habitantes da cidade do caniço, os que podiam, trabalhavam nos empregos que a cidade que os tinha, oferecia.

A cidade de cimento era uma ilha, com pouca consciência de o ser. Eram amplas avenidas, a caminho da praia, decoradas com árvores frondosas que davam sombra e apaziguavam o sol, escolas aprimoradas, jardins com rosas e gladíolos, quintais com peras abacate e papaias, desportos frequentados, festas de amigos com galinha e camarão à piri-piri(¹).

Para os que lá moravam, aquela era uma ilha de algum desafogo e inocência, que emprestava aos que lá cresciam, um pequeno capital de utopia e encantamento em relação à vida e ao futuro. Isso era porventura próprio daqueles que um dia, nos primeiros anos, puderam sonhar, sem ameaças e fantasiar sem sofrimento.

Exactamente na fronteira entre o cimento e o caniço, como se de uma ponte se tratasse, foi construído, no fim da década de 60, um Centro de Saúde Universitário. Pensado para prestar assistência médica e de saúde pública a cerca de 15 mil habitantes da cidade do caniço, era ao mesmo tempo um instrumento de ensino e investigação para a Faculdade de Medicina, complementar ao Hospital Universitário. Inaugurado em 1969, nascido de um acordo entre a Universidade e os serviços de saúde locais, trazia os alunos de medicina à comunidade, de forma a dar-lhes a conhecer também a saúde e a doença fora dos hospitais.

Em 1969 situava-se na vanguarda das concepções de saúde pública do seu tempo. A mulher da ideia chamava-se Deolinda Martins. Alta, de cabelo farto e precocemente esbranquiçado, andar decidido e gestos desembaraçados, olhar habitualmente perdido na próxima coisa que havia que fazer, era bem uma força de vontade sem fim. Médica de crianças, professora de ginástica, especialista em saúde escolar, doutorada em Saúde Pública, para só falar no mais evidente, Deolinda Martins poderia ter-se simplesmente ficado pelo seu papel confortável de professora da Faculdade de Medicina. Mas isso não era da sua natureza. Ansiava sempre por dar o passo seguinte.

O trabalho do Centro de Saúde era disso um exemplo. Convidavam-se as pessoas que viviam na área de cobertura do Centro para falarem dos seus problemas.

Numa dessas ocasiões, alguém disse que era bom que as mulheres grávidas, tivessem agora consultas ali perto das suas casas. Mas acontecia, que quando chegava o momento do parto, e isso acontecia, como se sabe, nas horas menos convenientes, não havia forma de arranjar transporte para a Maternidade. Deolinda Martins resolveu aquilo logo à sua maneira, pessoa expedita e prática como era. Arranjou forma de fazer uma avença para o efeito com a praça de táxis mais próxima.

Mas o Centro de Saúde não se limitava a esperar que as pessoas o procurassem. Saía à rua, neste caso, às estreitas veredas que serpenteavam entre as paredes de caniço, e procurava conhecer melhor aquela comunidade. Para este feito recenseou e numerou todas as habitações da sua área de influência. Escolheu uma amostra dessas residências e fez um inquérito de saúde.

Envolvida nesta tarefa, uma tarde, a equipa do Centro bateu à porta de uma das habitações escolhidas. A dona da casa abriu a porta surpreendida. O jovem médico do Centro, cumprimentou, disse ao que vinham, empunhou o questionário, e muito profissionalmente começou o interrogatório. Começou por escrever os nomes daquele agregado familiar. Estranhou um dos nomes e ia a perguntar. Ela sorriu aberta e francamente e disse segura – "senta que eu conto", mas o que ela possivelmente queria dizer era – "deixa lá estas perguntas inventadas para caberem num formulário que disseca a vida em troços sem sentido e vamos conversar como gente".

E então contou a vida da família com todas as explicações. Uma das filhas tinha engravidado e ficou decidido que, se fosse menina, ficaria com o nome de outra filha, chamada Irene. Entretanto alguma coisa de mau aconteceu a Irene. O noivo decidiu partir para o Transvaal para trabalhar nas minas. Sim que voltava depressa, com dinheiro suficiente para viverem bem. Mas já se sabia como era – a voltar, seria com os pulmões endurecidos pela poeira da mina, magro a definhar, tossindo noite e dia.

Irene, inconsolável chorava, dia e noite.

Entretanto o bebé nasceu e a família preocupou-se. Era mesmo menina. Iriam manter a ideia de dar à recém-nascida o nome de Irene?

É que Irene já não era a Irene, cujo nome se queria repetir. Agora, abatida e chorosa, era outra pessoa. A família reuniu para conversar e decidir. Lá fora, caía com força uma daquelas chuvas torrenciais, que vêm e vão depressa, mas enquanto estão, impõem respeito. Aí, alguém, mais inspirado deu com a solução – "vamos chamar-lhe Irene Tristeza". E assim foi. É preciso que as coisas importantes façam sentido. Estas eram histórias que cabiam mal nas folhas pré-formatadas dos inquéritos, mas que enchiam, a transbordar, a memória.

Seguramente era nessas vidas que pensava, Manuel Bandeira, o poeta brasileiro, quando escreveu sobre aquela mãe preta, gorda e boa, sempre de bom humor, que um dia morreu e bateu à porta do céu – "Dâ licença seu Pedro". E São Pedro bonacheirão – "Entre, você não precisa de pedir licença".

Deolinda Martins, lutadora incansável, era o exemplo de que é possível manter vivo um espírito pioneiro fora dos grandes centros e em circunstâncias sociais, não muito inclinadas à inovação e à diferença. Juntava à sua volta pessoas de todas as condições. Habitualmente bem disposta, impacientava-se com aqueles que viam problemas em todo o lado, quando se tratava de ensaiar alguma coisa de novo. Envolvia a todos com a sua expressão favorita: "Ouve, filho".

Deolinda Martins fazia parte de um conjunto de pessoas de qualidade invulgar que foram heterodoxos em relação às "carreiras" do seu tempo. Aliavam o sentido prático de "problem solvers" a uma curiosidade intelectual sôfrega, talvez por só poderem satisfazê-la nos intervalos das múltiplas obras que levavam entre mãos.

Arez da Silva, o cirurgião, era outro destes exemplos. Ao contrário de Deolinda Martins, era moreno, baixo e franzino, de uma actividade e capacidade de trabalho transbordante. Cirurgião da "escola" dos Hospitais Civis de Lisboa, passou grande parte da sua vida profissional no Hospital da Beira.

A cidade da Beira tinha a forma de cometa. A cabeça, era o centro económico e comercial, situada na periferia do porto e dos caminhos de ferro. Desta, partia uma alongada área residencial, à beira-mar, no extremo da qual ficava o Macuti e o hospital da cidade.

Para quem queria trabalhar e aprender com Arez da Silva, ele impunha habitualmente três condições.

A primeira, era a de tomar completa responsabilidade pelos seus doentes, incluindo a de pedir ajuda quando não soubesse o necessário.

A segunda, era é de não tocar nos doentes dele sem sua expressa autorização – se o fizesse ficava automaticamente com o doente.

A terceira, era a de fazer como ele, no que dizia respeito ao seguimento dos seus doentes: vê-los todos os dias da semana, Sábados, Domingos e Feriados.

Contava-se que um dia, num fim de semana, uma enxurrada tinha levado uma pequena ponte que servia o Macuti. Arez da Siva arranjou alguém que o levasse de barco. Não que fosse necessário e que não houvesse lá um médico de serviço. Mas princípios eram princípios e as regras, uma vez estabelecidas, eram para cumprir.

Arez da Silva marcava aqueles que com ele trabalhavam. Pensava que o segredo está no aperfeiçoamento contínuo da auto-disciplina. Era necessária a disciplina nas pequenas coisas do dia-a-dia para estar preparado para as ocasiões de excepção. A alternativa era a degradação profissional e pessoal progressiva sob a pressão das circunstâncias, do isolamento, da não renovação do conhecimento.

Assim ia preparando, aqueles que com ele aprendiam a praticar medicina, nas condições mais difíceis.

Dizia, que lá no mato é por vezes necessário fazer cesarianas, lidar com hérnias estranguladas, tratar traumatizados difíceis. Em condições tão ásperas, a única forma de ter a nossa pequena equipa preparada para estas circunstâncias, é treiná-la para executar com grande rigor profissional, as práticas habituais mais simples do dia-a-dia.

Sabia-se que quando alguém que estivesse no serviço de urgência, telefonava para casa de Arez da Silva, para que ele viesse para uma urgência cirúrgica, antes de mandar o doente para o Bloco Operatório, arriscava-se a que o cirurgião chegasse lá antes do doente.

E então era ouvi-lo: – "então que urgência é esta, em que o cirurgião que vem de casa, chega ao Bloco antes de um doente grave que vem daqui do lado?" Sussurrava-se que a única forma de uma pessoa chegar assim tão depressa de casa... era dormir vestido.

O Professor do Púngue 61

Mas havia vida para além das cidades. E fora das cidades, mais ao norte, era tempo de guerra. A guerra algures era de mortes e feridos. A guerra era surda nas savanas do Bárue.

A polícia política andava por ali. Por vezes chegavam os polícias às povoações mais longínquas da savana, fazendo-se passar por "turras", para testar fidelidades.

Cabia aos mais velhos, cansados de toda uma vida de riscos, às mulheres que acarretavam água na cabeça e o menino cingido pela capelana às costas, aos homens que não sabiam bem o que fazer pela vida, se ir para os bairros de caniço das cidades ou continuar ali como sempre, cabia àqueles camponeses ameaçados e simples, adivinhar se eram polícias ou guerrilheiros, acertar na lotaria, mostrar simpatia ou reserva e preparar-se para as consequências.

Há tempo e lugares, onde as coisas são assim. Há vidas que valem bem menos do que outras. Contado assim à distância, ou ouvindo falar destas coisas em casa, no sofá, no noticiário das 8, talvez não importe tanto assim que haja vidas que valham muito menos que outras.

Uma das escolas, cujos professores eram preparados na Missão do Bárue, situava-se nas margens do Rio Púngue. Este atravessava a estrada que ligava Vila Pery a Vila Gouveia, umas dezenas de quilómetros ao Sul desta.

Uma tarde, o jovem médico, que recentemente assumira as funções de delegado de saúde em Vila Gouveia, parou na Escola do Púngue para conhecer e falar com o professor. Queria pedir-lhe colaboração para os programas de saúde que tinha pensado implementar.

O professor, uns anos mais velho que o médico, parecia um homem fisicamente frágil e tímido. Enquanto ouvia os ilustrados planos de saúde pública que o delegado de saúde tinha para a região, foi conseguindo oportunidades suficientes para, modestamente, conseguir dizer aquilo que ele já estava a fazer.

Com os limitados conhecimentos de enfermagem que conseguira adquirir, construiu, montou e pôs a funcionar um pequeno "posto de tratamentos"; depois, organizou de forma meticulosa uma "farmácia rural" com tudo aquilo que podia obter algures – em diferentes tipos de embalagem, com rótulos bem visíveis, havia medicamentos para as doen- ças mais comuns; estabeleceu um sistema simplificado de registo sobre tudo o que se fazia.

Depois construiu umas instalações modestas que serviam de resi- dência para um número substancial dos seus alunos, aumentando assim, consideravelmente, a área de cobertura da escola – é que na África rural, como noutros sítios, esta área de cobertura é definida pela distância que uma criança pode percorrer a pé, saindo de casa depois do amanhecer e regressando antes do anoitecer.

Para sustentar a "residência" tinha plantado um campo de milho...

A polícia política andava também por ali, pelos lados do Púngue. Ia-se apertando o cerco.

Um dia o professor do Púngue desapareceu.

Constou que a família, pesarosa, veio em procissão, chorosa, até às autoridades, entregar-lhes a roupa do desaparecido, que entretanto tinham encontrado nas margens do rio. O imprudente, não tinha resistido a refrescar-se no rio, à mercê dos crocodilos insaciáveis que o habitavam. Só restara a roupa.

Contavam, cuidadosamente, aqueles que andavam por aí ao cacimbo(2) que se instala para lá do Sol posto, sem medo dos animais ferozes:

Naquela noite ondularam, dançando, ao ritmo da mãe-África, os braços finos dos entroncados embondeiros do Bárue;

Naquela noite cantou a savana a perder de vista;

Naquela noite a Serra Chôa, que tinha chorado toda a tarde, chuva da grossa para despertar os odores da terra, ria agora e gargalhava trovões, acendia relâmpagos como se fossem holofotes que, ofuscando a própria Lua, iluminavam aquele palco festivo, de uma noite só.

PRIMAVERA EM PORTUGAL

A reforma da saúde de 1971([1]) – a reforma "Gonçalves Ferreira" – como é habitualmente conhecida no sector da saúde, teve uma importância muito maior do que hoje geralmente se supõe.

Esta reforma promoveu a ideia dos "centros de saúde", legislou a sua criação e criou-os de facto no terreno.

Há mais de 30 anos, os centros de saúde foram pensados como dispositivos coordenadores do conjunto dos serviços locais de saúde extra-hospitalares. Não se previa que fossem simplesmente, estruturas físicas, "casas" ocupadas por médicos, enfermeiros e funcionários administrativos.

A questão, era que não é bom para ninguém que cada especialidade, ou serviço especializado de saúde chegasse, por seu próprio pé, cada um à sua maneira, um agora, outro mais logo, descoordenadamente, ao convívio das pessoas. Ao centro de saúde cabia integrar as competências necessárias para prestar os cuidados mais habituais, que não exigiam consulta ou internamento hospitalar, articular-se com os serviços do sector social e privado, e sempre que necessário, coordenar a acção de cuidados mais especializados na comunidade.

A legislação de 1971 criou também um primeiro esboço de carreiras profissionais no país([2]). Tratava-se de estabelecer graus de aperfeiçoamento profissional, com regras explícitas válidas para todo o país. Assim se contribuiria para a qualidade do exercício profissional, e se assegurava que este era tido em linha de conta no preenchimento de cargos de chefia. Desta forma se propunha substituir qualificações objectivas ao arbítrio tradicional.

Não é fácil imaginar todas as incompreensões e resistências que Baltazar Rebelo de Sousa, como Ministro, e Gonçalves Ferreira como Secretário de Estado responsável pela saúde, terão experimentado ao preparar, propor e implementar, tantas ideias avançadas em relação ao seu tempo.

Basta dizer que a Finlândia, país pioneiro no desenvolvimento dos cuidados de saúde primários e dos centros de saúde na Europa, iniciou esta caminhada um ano depois de Portugal, em 1972.

Francisco Gonçalves Ferreira foi um homem invulgar.

Nasceu perto do local onde nasce o rio Dão, na aldeia de Dornelas, no Portugal rural, católico e esquecido da Beira Alta, tinha a República Portuguesa cerca de dois anos. O que foi a sua vida, merecia seguramente pena de talento igualmente invulgar para retratá-la na medida certa. Quando morre com 82 anos, em 1994, alguns membros da família deixam escrito um depoimento no seu "Livro de Homenagem"[3]. História comovedoramente simples dos episódios mais pessoais de um homem de uma imponência invulgar. Parte desta história poderia ser de qualquer um de nós. Outra dificilmente o seria:

"O Pai, pequeno proprietário rural, não terá pensado para o filho, uma carreira profissional fora desta actividade. Mas é a Mãe, senhora de grande inteligência e sensibilidade... que vai ter influência decisiva no futuro do filho".

Esta relação com a mãe, acompanhou-o pela vida fora: "...mas a Mãe sempre teve um espaço especial no seu coração. Falava dela com grande admiração e carinho. Em sua memória mandou construir, na aldeia, uma Escola com cantina, que custeou durante cinco anos".

Foi um homem relativamente só. Nunca casou. Não teve filhos.

Escreveram os familiares: "...faz a instrução primária na aldeia... é já na escola que encontra o seu primeiro amor, talvez o seu grande amor, porque só este pensamos, irá perdurar até à morte... a menina de então, felizmente ainda viva, nunca casou. (Depois de fazer o Liceu na Guarda e em Viseu)... vai para Coimbra. Do trabalho escolar, crescia algum tempo para a guitarra e, talvez, para o seu amor. Porque a menina cursava Românicas em Coimbra, onde agora vivia com os Pais. Já no meio do curso, pede aos Pais da Menina, que eram seus Padrinhos, consentimento para namorar a filha, mas recebe como resposta: "...cresce e aparece". Continuou a visitar a família... mas nunca mais falou em namoro ou casamento. ...Passados alguns anos, surge uma outra relação amorosa, que vai acabar devido também à intervenção do Pai da Senhora. ....De futuro, apenas lhe conhecemos um grande amor, que nunca deixará escapar-lhe: a Cultura". Já de idade avançada, nas deslocações à aldeia natal "sempre visitava o seu primeiro amor. A última vez foi no ano anterior à sua morte. Tais encontros caracterizavam-se sempre por uma grande ternura e simplicidade".

Licenciado pela Faculdade de Medicina de Coimbra, onde também se doutorou, ingressa aos 40 anos no Instituto Superior de Higiene Dr. Ricardo Jorge (mais tarde "Instituto Nacional de Saúde") como médico nutricionista. Quinze anos depois, assumiu a direcção daquele Instituto, funções nas quais acabou por se reformar em 1982. Aqui continuou o seu trabalho pioneiro no estudo da alimentação dos portugueses e publicou, entre outras coisas, aquele que é ainda hoje o único tratado de Saúde Pública em língua portuguesa: "A Moderna Saúde Pública" (1967).

Tinha sido nomeado para a direcção do Instituto, ainda há pouco, quando o despontar na primeira linha da política daquele tempo de uma pessoa que lhe era próxima, abriu-lhe subitamente as portas para qualquer coisa de diferente. Essa pessoa era Baltazar Rebelo de Sousa – a quem tinha apadrinhado o filho Marcelo – nomeado em 1968 Governador Geral de Moçambique, e três anos mais tarde, Ministro da Saúde e das Corporações. Em Moçambique, Gonçalves Ferreira assumiu funções de governação na área dos assuntos sociais, incluindo naturalmente a saúde; em Portugal, foi convidado em 1971 pelo Ministro Rebelo de Sousa para Secretário da Saúde e Assistência.

Gonçalves Ferreira era um trabalhador incansável. No Instituto Ricardo Jorge, entrava as 6,30 horas da manhã e não saía antes das 18,00. De regresso a casa, apanhava o autocarro na paragem ao cimo da rua Rainha D. Amélia, próximo do cruzamento com a Av. Padre Cruz.

Conta-se que uma vez, ao coincidir com um jovem assistente da Escola Nacional de Saúde Pública, este lhe disse em tom de conversa de circunstância, qualquer coisa como – "este é um bom fim de tarde, amanhã vou para férias!" – ao que Professor respondeu com o ar grave e voz funda, sem chegar à reprimenda, que o caracterizava – "Sr. Doutor, eu não sei o que é isso – nunca fiz férias".

Escreveu um amigo de há muitos anos: "Por ocasião do seu doutoramento, acompanhei-o a casa. A sua expressão era de alívio, não de satisfação. À chegada, dispôs o material de suporte do doutoramento. Subitamente, fora do contexto da conversa exclamou – agora já estou em condições de começar".

Tinha uma concepção clássica, tenazmente linear, da gestão da mudança – começar numa ponta e ir sistematicamente, passo a passo, até ao fim. Tendo dado os primeiros em muita coisa, compreendia mal que os que viessem a seguir não dessem os passos seguintes. Paragens ou desvios causam-lhe grande desconforto, quando não evidente indignação.

Conservador no estilo, foi um importante reformador nas ideias e na prática política, sempre que para tal teve algum poder.

Era um homem do conhecimento, como era evidente, e os seus colaboradores mais próximos faziam questão de o explicitar: "(como Secretário de Estado da Assistência, em 1971) organizou um grupo de trabalho encarregado de proceder ao estudo do sistema de saúde e da orgânica de serviços que melhores condições de adaptabilidade à realidade do País, e à situação evolutiva da saúde da população, dando instruções precisas de aproveitamento dos conhecimentos existentes e das experiências práticas úteis efectuadas dentro e fora do país".

A sua frugalidade, independência e tenacidade, eram muito conhecidas, à vezes apreciadas, outras não. Dele escreveu, afectuosamente, o seu Ministro: "...Um homem em extremo simples, de vida modesta, descuidado de bens materiais, um asceta, com vocação, formação e expressão de alto gabarito científico, trabalhador incansável, totalmente dominado e apaixonado... pelo seu labor de investigação, teorização e realização".

Conta José Lopes Dias, que durante uma sessão de trabalho que teve com Gonçalves Ferreira para ultimar os detalhes do diploma legal que criou os centros de saúde, depois de quatro horas de trabalho minucioso, de pormenor, sem sequer uma pausa para um cafezinho, o Professor, mirou-o e disse-lhe: "O doutor parece cansado...". Gonçalves Ferreira não era pessoa de trato fácil, "era de uma tenaz persistência, por vezes raiando as franjas da teimosia".

Com a idade, foi-se tornando mais intolerante com os que dele discordavam e mais amigo dos que estavam sempre de acordo. Não podia ser de outro modo, o homem para quem o seu trabalho era quase tudo, que, académico por excelência, deixou a Faculdade por uma questão de princípios, que, estudioso de nutrição, construiu e custeou uma escola com cantina na sua aldeia natal, e que, funcionário público por eleição desde sempre, acabou a vida modestamente, com uma pequeníssima reforma com que, um Estado cronicamente desatento, mandou para casa um dos seus mais dedicados servidores.

Escreveram familiares seus: "talvez tenha vivido como desejava. Mas não nos é possível saber se foi feliz. Nos últimos anos falava da vida e da morte com a mesma naturalidade. As cerimónias fúnebres foram rigorosamente por si planeadas e o dia do desenlace final apenas foi antecedido de dois ou três dias em relação ao que tinha previsto".

Os centros de saúde portugueses antecederam o 25 de Abril de 1974. Apesar de todas as dificuldades que se lhes depararam nas últimas três décadas, seria improvável que se tivesse verificado o extraordinário período de expansão e desenvolvimento que experimentaram, até pelo menos, meados da década de 80, sem o processo de democratização desencadeado pelo 25 de Abril.

O 25 de Abril foi champanhe que perdeu a rolha com a ajuda de alguns. Uns imaginaram que começara a "Revolução de Outubro" a Ocidente, outros viram um novo "5 de Outubro" com melhor futuro. Reapareceu gente de todo o lado: das prisões, da imigração, da clandestinidade, da letargia de há decénios, das ilusões de há séculos.

De repente, sem se saber bem e por iniciativa de quem, começaram-se a fazer "bichas" nas paragens dos autocarros; do outro lado do "guichet" das repartições, luziam sorrisos fraternais, desatava-se serviço público com gosto e atenção. Cada exilado que regressava, cada refractário que se apresentava, cada prisioneiro de opinião que se soltava, dava um mar de abraços que engrossavam monumentais manifestações contra o passado, a favor do futuro.

Este era um momento de mudança histórica. Há gerações inteiras que não experimentaram uma coisa assim. E os que a experimentaram, a princípio nem queriam acreditar, depois afadigaram-se, com um imenso prazer, a aprender as novas regras. E sempre ficaram alguns breves momentos para recordar todos aqueles que teriam gostado de viver aqueles tempos e não puderam: O "general sem medo", António Sérgio, Amílcar Cabral, os jovens, tantos, que desapareceram na guerra, e não viram crescer filhos, nem apaparicaram netos.

Houve cravos nas espingardas dos soldados, espanto nas expressões dos mais velhos, esperança nos olhos dos mais novos. Houve também receios. Repararam-se injustiças, fizeram-se também algumas. Incharam-se utopias, falaram os ingénuos, abstiveram-se os pragmáticos, abaixaram-se ou sumiram os antigos.

E aos poucos, como seria de esperar, as coisas foram mudando, evoluindo a mistura entre as novas regras e os velhos hábitos. O salto tinha sido grande. Mas o recuo, não se limitou a limpar a espuma do champanhe. Não se desorganizaram por completo as bichas dos autocarros, mas aquela sensação de que poderia acontecer qualquer coisa, desde que o quiséssemos, perdeu-se de vista, algures na grande maquinaria da democracia formal que tínhamos visto nascer.

Arthur Miller o conhecido dramaturgo americano, que nos anos 50, ao casar com Marlyn Monroe, suscitou alguma inveja em muitos daqueles que nessa altura tinham idade para tal, deu três décadas mais tarde, uma entrevista televisiva, amplamente difundida. Aí foi questionado sobre o porquê do aparente pessimismo das suas obras mais significativas. Retorquiu com palavras que constituem uma manifestação eloquente do pensamento moderno.

Disse que não se tratava de pessimismo. Era outra coisa.

O que acontecia era que, para mobilizar pessoas para qualquer empreendimento humano de alguma envergadura, é necessário situar a fasquia bem alto, de facto muito perto da utopia. Isto torna a fasquia inatingível. Mas o que importa, é o facto de ser entre a primeira ideia do novo empreendimento, e o primeiro sinal que não se pode ir tão longe quanto se pretendia, é nesse intervalo, que as coisas verdadeiramente importantes acontecem.

E depois? Depois, recuperam-se forças para começar de novo...

E os desse tempo, seguem, perguntando-se sobre o que resta desta filosofia de projecto, desta ideia dos grandes construtores modernos, na era pós-moderna das relações de bem-estar.

Gonçalves Ferreira tinha escolhido bem, aquele que como Director Geral de Saúde teria um papel fundamental na realização de aspectos críticos da "reforma" de 1971.

Quando foi nomeado Director-Geral de Saúde, em 1972, Arnaldo Sampaio tinha 64 anos idade, um curriculum muito considerável, diversificado e original em Portugal. Tinha também uma experiência de vida como médico e como homem, que bem necessária era para os desafios que o aguardavam.

Foi um exemplo notável de empreendedor público da saúde, dedicado, aberto e cosmopolita.

Médico formado no Porto, fez, aos 40 anos, o mestrado de saúde pública na Escola de Saúde Pública da Universidade de John Hopkins em Baltimore. Sete anos mais tarde, "abandonou uma actividade liberal, bem remunerada e tranquila em Sintra, para se dedicar por completo ao planeamento, à administração, à investigação e ao ensino em Saúde Pública".

Como responsável do serviço de "Bacteriologia Sanitária" do Instituto Superior de Higiene, introduziu naqueles laboratórios a componente virológica (1953) e criou o Centro Nacional da Gripe. Uns anos mais tarde, reorganizou o programa nacional de vacinação. Foi, em 1970, o primeiro responsável do Gabinete de Planeamento da Saúde e como tal coordenou o primeiro "diagnóstico de saúde" do país.

Entre 1972 e 1978, Arnaldo Sampaio e os seus colaboradores mais directos([4]), na Direcção-Geral de Saúde e por esse país fora, instalaram no terreno uma rede de mais de duas centenas de centros de saúde. Onde foi possível e como foi possível. Foi um tipo de aventura, que, tantos anos volvidos, não encontrou possivelmente ainda paralelo na história da saúde do país.

O apoio ao desenvolvimento dos centros de saúde contou, na segunda metade da década de 70 e no decurso da de 80, com um conjunto de contributos técnicos de elevado nível, e de motivações altamente cúmplices([5]).

Há medida que isto ia acontecendo, aqui e ali, despontaram jovens lideranças, aos mais diversos níveis, que meteram mãos à obra, na tarefa sempre fascinante, de transformar ideias e princípios em alguma coisa tangível para as pessoas. Pinho da Silva, no seu estilo laborioso e sistemático, no Minho, e Cardoso Ferreira, inquieto e criativo, no Alentejo, serviram de referência para muitos outros.

Em Lisboa, Arnaldo Sampaio e José Lopes Dias, iniciam em 1976 uma primeira experiência do centro de saúde em meios urbanos – utilizava-se na altura o termo de "experiência piloto" para acentuar que era preciso estudar, ensaiar e demonstrar a aplicação de novas abordagens organizacionais e das boas práticas na prestação de cuidados de saúde de outro tipo.

Em meados da década de 70, funcionava mais ou menos a meio da travessa íngreme que ligava a Alvares Cabral à rua de S. Bento – a travessa de St.ª Quitéria – um dispensário de saúde materno-infantil, doado ao Estado a seguir ao 25 de Abril pelos familiares da sua fundadora, D. Sofia Abecassis, com a condição do Estado não desvirtuar a sua vocação de assistência às mães e às crianças. Foi aí que se decidiu fazer a experiência de um pequeno centro de saúde urbano.

Era uma oportunidade para traduzir a teoria dos centros de saúde em prática concreta nas ruas, vielas, pátios, escolas e casas de um bairro de Lisboa. Tratava-se de mobilizar ideias, vontades e recursos para "pensar", na prática, os centros de saúde no meio urbano português dos anos 70.

Durante alguns anos, em torno deste projecto congregaram-se não só os que trabalhavam no Centro, mas também, especialistas e docentes de outras instituições, e um elevado número de estagiários médicos, enfermeiros e alunos das escolas de técnicos de serviço social.

Contava com uma invulgarmente talentosa equipa de enfermagem[6], especificamente seleccionada pela sua capacidade e formação, trabalhando de uma forma articulada com um grupo de especialistas médicos – internistas, pediatras, ginecologistas-obstetras e médicos de saúde pública. Era uma equipa jovem no limiar da "grande ideia" – desenvolver genuinamente uma equipa de cuidados de saúde primários, dois anos antes desta designação ter sida adoptada internacionalmente. Era palpável o espírito de "aprender a fazer melhor e diferente", que impregnava as relações de uns com os outros.

Trabalhava-se na recepção, nas salas de ensino, nos consultórios, nas salas de reunião, nas escolas e nas creches, nos pátios de St.ª Isabel e Campo de Ourique e nas vielas do Casal Ventoso. Faziam-se campanhas de vacinação, promovia-se a saúde das mulheres e das crianças em todas as ocasiões possíveis, e o planeamento familiar em força, apesar dos críticos da época. Aprendia-se o que se podia em saúde mental infantil, com o excepcional apoio de João dos Santos e da sua equipa[7]. Começaram a preocupar-se com o controle da tensão arterial e da diabetes de uma forma mais sistemática com um olho nos nossos velhos[8]. Ensaiaram-se sistemas de informação primitivos, e analisava-se o que se fazia.

Uma vez por ano, convidava-se o Director distrital, e porque era uma "experiência piloto", também o Director-Geral e o Sub-Director-Geral, para avaliar o que se tinha feito, na presença de toda a equipa do Centro da Saúde.

Para todas estas pessoas os centros de saúde tinham Alma. Materializavam o espírito da democratização da saúde.

O processo de "normalização" que se seguiu à implementação do SNS e à integração dos Centros de Saúde com os Postos dos Serviços Médico-Sociais, acabou com o Centro de Saúde daquele bairro, tal como tinha sido pensado originalmente. Mas não acabou com tudo aquilo que durante alguns anos ali se aprendeu e se ensinou.

O progresso não é nunca um processo linear. Não se faz passo, após passo, sem desvios. É muito mais, como lançar sementes e cuidar que haja algures terreno fértil para as acolher.

Arnaldo Sampaio tinha um estilo muito próprio de liderança – impressionava a sua curiosidade intelectual e o seu trato próximo e afável, a sua civilidade, o gosto por desafios do outro mundo. Exercia uma "liderança afectiva" muito dele. Tinha um peculiar sentido prático, convicções visíveis, associadas a uma notável capacidade de manobra perante situações potencialmente conflituosas.

Navegava por instintos consistentemente generosos, condimentados, às vezes, por breves acessos de uma "malandrice benigna e cúmplice", quase juvenil, que produziam relações de afecto duradoiras. É o caso da primeira importação da vacina contra a gripe que se efectuou no país. Arnaldo Sampaio procurou obter do Estado os meios financeiros para importar a vacina. Como, por mais que porfiasse, não conseguisse esse financiamento, resolveu mandar vir as vacinas com dinheiro do seu bolso. Como a operação de compra e venda das vacinas deu lucro, Sampaio destinou esses proventos para "dote de nascimento" da Associação Portuguesa para a Promoção da Saúde Pública criada há pouco tempo.

Correu riscos, mas não ficou com os proventos.

Ainda hoje, na Direcção-Geral de Saúde, de onde se aposentou há já mais de 25 anos, há quem faça questão em utilizar, no dia-a-dia, a sua cadeira de DG, como qualquer coisa que dá uma recordação física tangível para os afectos que a memória guarda em lugar certo.

Como empreendedor virado para as pessoas, os que com ele privaram recordam ouvi-lo dizer: "aquele rapaz, o Luís, vejam lá, é preciso aproveitá-lo bem, ele parece ter muitas qualidades…"

Arnaldo Sampaio tinha com frequência, surtos sérios de impaciência, pelas múltiplas manifestações de atraso do país e pela pequenez de muitas das suas forças mais influentes. A enorme vontade que tinha de fazer coisas concretas que ajudassem a melhorar o país, só tinha paralelo em angústias visíveis por as coisas irem tão devagar. Era preciso um grande esforço para quase nada. É de facto pena haver esta desproporção fatal entre a escala do tempo, extensa, da história e das transformações culturais e sociais e aquela outra, brevíssima, que corresponde à duração de uma vida humana.

Em Junho de 1978, foi homenageado ao deixar a Direcção-Geral de Saúde, forçado pelos 70 anos, que entretanto tinham chegado. Estava lá muitíssima gente.

Na mesa de honra do almoço de homenagem, sentava-se ao seu lado o Ministro António Arnaut, na altura muito activo na promoção da ideia do Serviço Nacional de Saúde, que iria ser aprovado pelo Parlamento no ano seguinte. Coube a Gonçalves Ferreira fazer o discurso de fundo, no qual, em determinada altura disse uma pequena frase significativa quanto ao que tinham de diferente estes dois homens de grandes qualidades, que cultivaram a arte de convergirem nos momentos próprios, no essencial, como médicos, professores de saúde pública, servidores de causas públicas:

– "Conheci o Prof. Arnaldo Sampaio, vinha ele de John Hopkins e eu de Coimbra".

Já aposentado, em 1981, naquela que foi a sua última publicação conhecida([9]), Sampaio, disse, numa linguagem muito simples e directa, aquilo que pensava sobre o essencial da democratização da saúde. São ideias escorreitas, de uma pessoa já na idade em que não se permite às palavras contrabando:

"Portugal já possui os serviços de saúde que obedecem aos princípios fundamentais que devem reger um Serviço Nacional de Saúde. O que é necessário é pôr os serviços a trabalhar harmoniosamente e com eficiência, pelo que é preciso que os responsáveis tenham uma visão clara dos problemas e não se deixem influenciar por interesses que são contrários ao interesse geral da população portuguesa".

Arnaldo Sampaio faleceu em 1985.

O Serviço Nacional de Saúde (SNS), previsto na nova Constituição do país, para cuja criação Sampaio tanto tinha contribuído, e que a teimosia de António Arnaut, permitiu que se concretizasse politicamente, atravessava uma fase de grande desenvolvimento.

A noção do SNS continha um grande peso de significados diferentes, todos eles muito importantes para a democratização da saúde em Portugal.

Era simultaneamente a política de saúde e o instrumento para a realizar.

Assegurava um direito constitucional – o acesso universal e gratuito aos cuidados de saúde.

Era ao mesmo tempo, financiador e prestador de cuidados de saúde.

Era uma esperança de melhor saúde para todos, a ideia de progresso e justiça social, a fórmula definitiva da democratização da saúde. No sentido da "utopia útil" que Miller referia, o SNS era uma bandeira necessária, para mobilizar recursos e vontades para fazer face ao grande atraso do país em matéria de saúde.

Foi a peça central de um "contrato social!" objectivo para o país – pagamos este tipo de impostos, cumprimos uma obrigação e assumimos como resultado o direito a um "título" concreto que dá acesso a cuidados de saúde de qualidade.

O SNS iria permitir de facto, em relativamente poucos anos, o desenvolvimento de uma extensa rede de infra-estruturas por todo o país, particularmente de hospitais e centros de saúde.

Mas o peso deste vasto conjunto de expectativas, tão extensas como exigentes, tinha pouco a ver com as circunstâncias concretas do país, quando se criou e desenvolveu o SNS. E isso por duas grandes ordens de razões.

A primeira, tem a ver com as circunstâncias do seu nascimento.

A segunda, com o grau de desenvolvimento do país nos anos de crescimento e consolidação do SNS.

A menos de um ano da aprovação da Lei do SNS, um responsável pelo Ministério da Saúde dizia publicamente que os "cuidados de saúde primários", pedra de toque do modelo da organização da saúde que tinha acabado de ser aprovado pelo Parlamento, só era aplicável a países muito pouco desenvolvidos – não faziam sentido num país com o grau de desenvolvimento de Portugal.

Este continua a ser um país de muitas opiniões e excessivas certezas. A experiência Europeia veio rapidamente demonstrar o contrário.

Mesmo a base social de apoio mais sólida do SNS compreendeu mal a diferença entre os princípios e capacidade de os concretizar no terreno, num país com frágeis instrumentos de governação, uma administração pública tremendamente antiquada, limitadas capacidades de gestão, lideranças profissionais entre o desconfiado e o hostil, num país com baixos níveis de educação e reduzidas tradições democráticas.

Havia como que uma consciência demasiado difusa da complexidade e profundidade do desafio que as ideias propostas nas leis aprovadas supunham. Não se percebiam com clareza as limitações da cultura política e das concepções de gestão e organização existentes. Não foi possível fazer os grandes investimentos na informação, formação, e investigação, que eram indispensáveis.

Era como se para realizar um transformação social tão extraordinária, como é pôr de pé, num país com o grau de desenvolvimento de Portugal de há 25 anos, um SNS que funcionasse, bastassem leis, chefes, pessoas para empregar e dinheiro para comprar. Estas são ilusões caras, que criam expectativas artificiais, que quando confrontadas com a dura realidade, produzem "derrotas" desnecessárias, rápidas digressões do optimismo para o desalento, a desmotivação e a re-acomodação.

Estas considerações aplicam-se por inteiro também ao desenvolvimento dos centros de saúde. Ainda hoje parece difícil recuperar aquela concepção original daquilo que é o seu papel – articular inteligentemente aquilo que existe na "comunidade" para promover a saúde das pessoas que lá vivem, prevenir a doença sempre que possível e tratar os que padecem. Mesmo sabendo hoje que à noção tradicional de comunidade geográfica – um concelho nas zonas menos urbanizadas ou parte de um concelho nas cidades – há que acrescentar outras, como sejam os locais de trabalho ou mesmo os padrões de preferências que as pessoas manifestam.

Em 1983, quatro anos após a adopção pelo Parlamento da Lei do Serviço Nacional de Saúde, uma das suas implicações organizacionais mais óbvias, estava ainda por realizar – a integração numa mesma organização dos cuidados curativos dos "postos da caixa" com os "centros de saúde de 1.ª geração".

Quando a lei que consagrou esta integração foi aprovada, o objectivo era fazer com que essa integração promovesse o que de mais positivo tinham as organizações de origem – o acesso aos cuidados médicos (SMS), as acções de promoção e protecção da saúde, orientadas para as populações em maior risco (CS) – ao mesmo tempo que se minimizariam as mais negativas ("administrativismo" e "limitações no trabalho em equipa").

Nessa altura, chegou a sugerir-se que novos "centros de saúde integrados", os centros de saúde de 2.ª geração, fossem reconhecidos como tais e progressivamente, à medida que se fossem adoptando formas de funcionamento próprias da prática efectiva de cuidados de saúde primários. Esta transformação requeria grande investimento no apoio aos centros de saúde – formação, novos sistemas de informação, desenvolvimento da qualidade, novos modelos de gestão.

A cultura fortemente normativista da época não tornou possível incluir na legislação as disposições de transição sugeridas. As mudanças de liderança que se seguiram descontinuaram os dispositivos de coordenação e acompanhamento estabelecidos. A "integração" fez-se administrativamente. Deixadas as coisas à sua evolução natural, perderam-se muitos dos aspectos mais interessantes das organizações integradas. Alguns dos "centros de saúde", foram progredindo como puderam, "à sua custa", espreitando novas oportunidades de desenvolvimento.

Na segunda metade da década de 70 e princípios dos anos 80, manifesta-se um factor crítico para o desenvolvimento do sistemas de saúde português: um substancial aumento do número de alunos de medicina e de jovens médicos. Isso, para além de proporcionar os médicos que os serviços de saúde precisavam, tornou possível dois acontecimentos importantes.

O primeiro, foi o serviço médico à periferia, que consistia num ano obrigatório de serviço médico fora das grandes cidades para todos aqueles que desejassem fazer o "internato de especialização". Durante alguns anos, poucos, médicos saíram das cidades e foram por aí conhecer o país. Alguns ficaram por lá, por gostar do que encontraram, a paisagem e modo de vida, umas vezes, os futuros maridos ou mulheres, noutras. Mas quase todos recordam esse ano "à periferia", como um bom ano.

O segundo, foi criação de uma especialização de clínica geral e medicina familiar como parte integrante das carreiras médicas.

Em 1979 teve lugar na Escola Nacional de Saúde Pública, com o apoio do British Council, uma reunião para discutir a possibilidade de criar em Portugal a especialidade de clínica geral e a melhor forma de o fazer. Esta foi legislada pela primeira vez em 1980.

As circunstâncias acima descritas não iriam permitir que o lançamento da carreira de clínica geral fosse acompanhado por uma outra forma de organização e gestão dos centros de saúde.

Para aprender com a história, é indispensável entender melhor aquele que tem sido o trajecto do país, a sua cultura, as suas instituições e a forma de pensar das pessoas. Só desta forma evitamos aderir a promessas fantásticas, que interrompem caminhos ainda por percorrer. Percorrer seriamente, com a imaginação que às vezes nos faz falta, sem as fantasias que nos sobram.

A GRANDE IDEIA

Genebra é uma cidade séria.

A cidade abraça um lago grande e sereno, exactamente onde este deixa escapar o Ródano a caminho de Lyon e do Mediterrâneo.

Aqui nasceu apropriadamente o austero Calvino, mas também o inquieto e controverso J. J. Rousseau.

Mas Genebra é, talvez, mais conhecida pela contas bancárias que acumula e pelos esplêndidos relógios que produz e vende. Mas também é verdade, que se distingue por acolher várias organizações internacionais de primeira grandeza – dos salões do Palácio das Nações, em dias de céu aberto, vêm-se nitidamente os cumes nevados do Monte Branco, do outro lado do Lago Leman, já em pleno território francês; do *"Palais"* pode viajar-se de autocarro, num ápice, para a sede da Organização Mundial de Saúde (OMS), não sem antes passar pela Cruz Vermelha e pela Organização Internacional do Trabalho.

A Organização das Nações Unidas foi instituída logo a seguir à II Grande Guerra para assegurar a paz no mundo. Procura fazê-lo por duas vias distintas e complementares.

A primeira é de carácter político e portanto, apoia-se em órgãos de natureza política, como a Assembleia Geral e o Conselho de Segurança.

A segunda realiza-se através de instituições que promovem o desenvolvimento económico e social, a educação e a cultura, a saúde, as boas relações no trabalho, a alimentação, entre outros, como factores essenciais de paz no mundo.

Da saúde ocupa-se a OMS. Esta, é a única desta vasta família de organizações internacionais que está descentralizada em seis grandes regiões, cada uma delas elegendo de cinco em cinco anos, através dos representantes dos Estados membros, o seu dirigente máximo, o Director Regional. O conjunto de todos os Estados membros elege o Director-Geral da organização, que trabalha na sede, em Genebra.

Em 1973, Hafden Mahler, um médico dinamarquês especializado na luta contra a tuberculose, é eleito para Director-Geral da OMS.

Mahler foi, e é ainda aos 80 anos, um autêntico missionário da saúde.

Quando assumiu as responsabilidades de máximo dirigente da OMS, aos 55 anos de idade, ele era bem aquilo que habitualmente se designa por "uma força da natureza". De porte atlético e palavra decidida Mahler transpirava convicções fortes. As dimensões robustas da cabeça, o olhar frontal, os traços vincados da face, conjugavam-se para dando-lhe um aspecto de visionário, determinado e enérgico.

Durante o seu mandato, conseguiu um feito particularmente difícil: mudar radicalmente a filosofia de uma grande organização mundial, em relativamente pouco tempo.

Desde a sua fundação em 1948, até 1973, a OMS teve dois Directores-Gerais. O primeiro inglês e o segundo brasileiro, conseguiram projectar a organização como uma agência técnica de excelência científica reconhecida. O assumir de um objectivo global ambicioso, como erradicar da face da terra uma doença grave que afligia a humanidade desde tempos imemoriais, como era a varíola, foi só um acrescento a esse prestígio.

Quando assumiu a direcção da Organização, Hafden Mahler entendeu que era chegado o momento para reinterpretar o papel de OMS.

Para esse efeito tinha como grande aliada a sua extraordinária capacidade de comunicação. Contava com um discurso directo e cortante, como importante componente de uma mobilização afectiva. Quem tentasse escrever aquilo que Mahler dizia, acabava com o que parecia ser uma listagem de frases, sem uma interligação aparente entre elas. Mas aquilo dito, soava como um conjunto de mensagens poderosas. Poucos entendiam como ele, e dominavam com tanta destreza, a diferença fundamental que há entre a comunicação oral e a escrita.

O que demais importante havia na agenda de transformação da OMS, pode resumir-se em dois pontos.

O primeiro era essencialmente o de promover a noção de políticas públicas de saúde a nível internacional e nacional. Por outras palavras, definir grandes desígnios e objectivos para a saúde a médio e longo prazo, de forma a conseguir mobilizar vontades, enquadrar e direccionar a enorme variedade de acções múltiplas e dispersas que diariamente preenchem o campo da saúde.

O nome escolhido para designar esta ideia era: "saúde para todos no ano 2000". Dois mil, ficava nessa altura a cerca de 20 anos de distância.

Mahler explicava que não se tratava de conseguir realizar esse objectivo de forma literal, uma vez que levado à letra, era um objectivo sem sentido.

A intenção era chamar a atenção sobre a necessidade de adoptar políticas de saúde para conseguir algo que fosse concreto, atraente e que tivesse como destinatários todas as pessoas: "saúde para todos".

Esta mensagem da OMS como uma organização que promove políticas de saúde, foi aos poucos chegando aos mais atentos no sector da saúde, apesar da explicação sobre o porquê do slogan "irreal" adoptado, não passarem com a mesma facilidade.

O segundo ponto da agenda de Mahler deixou marcas mais profundas.

Para tal, foi preciso enfrentar uma lógica fortemente arreigada na saúde pública de então. Para cada grande problema de saúde pública, um programa específico, quando não uma organização própria, procurando e tratando a sua população-alvo e os seus doentes. As crianças tinham os seus dispensários materno-infantis, os tuberculosos a sua organização de luta contra a tuberculose, as doenças venéreas e as de natureza psiquiátrica também, as gafarias ou leprosarias, por maioria de razão. Havia hospitais do cancro, dos ossos, do coração, dos pulmões, das crianças e das doenças mentais.

É evidente, que é preciso haver especialistas que conheçam em profundidade situações e doenças específicas. Isso garante uma acumulação de experiência na gestão dessas situações e a prática suficientemente frequente de certos procedimentos para permitir garantir a sua qualidade técnica. Isso também assegura uma utilização mais eficiente das pessoas e tecnologias disponíveis.

No entanto, esta lógica de especialização e depois super-especialização, tem também importantes limitações.

Qualquer pessoa pode ter uma doença bem caracterizada num determinado órgão do seu corpo. Mas estes órgãos não funcionam independentemente uns dos outros. O corpo humano é uma organização biológica fortemente integrada. Por outro lado, especialmente com o avançar da idade, vários órgãos manifestam disfunções simultaneamente. Por isso é sempre importante assegurar um ponto de vista global sobre a saúde da pessoa, mesmo quando há que tratar especificamente uma doença que se exprime por uma determinada localização.

Essa necessidade de assegurar um visão global e integrada do estado de saúde das pessoas, se é útil quando alguém vai à consulta hospitalar ou está internado por necessitar de uma intervenção mais especializada, ainda o é mais para aqueles que continuam a fazer o seu dia--a-dia, em casa, na escola ou no local de trabalho.

Era necessário repensar as representações em voga sobre a natureza e configuração dos sistemas de saúde, até aí centrados no tradicional papel curativo da medicina praticada nos hospitais.

Era preciso encontrar uma forma de promover e proteger a saúde, prevenir e tratar as doenças mais comuns, que não substituísse o projecto pessoal, familiar de cada um, por projecto médico normalizado, mas antes, o compreendesse e o apoiasse no seu desenvolvimento.

Em Setembro de 1978, um ano antes do parlamento português ter aprovado a Lei do Serviço Nacional de Saúde, a Conferência Internacional sobre Cuidados de Saúde Primários de Alma Ata, adoptou a Grande Ideia como referência essencial de uma política de saúde.

Definiu-se "cuidados de saúde primários" como "cuidados essenciais baseados em métodos de trabalho e tecnologias de natureza prática, cientificamente credíveis e socialmente aceitáveis, universalmente acessíveis na comunidade, aos indivíduos e às famílias, com a sua total participação e a um custo comportável para as comunidades e para os países, à medida que eles se desenvolvem num espírito de autonomia e autodeterminação".

A ideia dos cuidados de saúde primários não é uma ideia simples. Mas foi e ainda é, uma concepção com grandes implicações práticas, porque permitiu repor alguns equilíbrios na configuração dos sistemas de saúde. Ela contribuiu para recuperar aspectos vitais da realidade da saúde, perdidos nas soluções institucionais que um certo período da história produziu.

O rápido crescimento das especializações e das tecnologias biomédicas que as sustentam, fez com que aqueles cuidados de saúde de carácter mais excepcional e relativamente infrequente no decurso de uma vida – uma doença cardíaca aguda, uma doença grave do fígado, um tumor do pulmão, um traumatismo craniano – ocupassem o centro do sistema de saúde.

Isto aconteceu em detrimento daqueles outros cuidados vocacionados para situações mais frequentes no dia-a-dia, que dependem mais dos comportamentos de cada um e das circunstâncias em que estes se manifestam, e que vão afectando de uma forma mais ou menos contínua, o bem-estar, actual e futuro – dificuldades de aprendizagem na escola, uma diabetes silenciosa, perturbações do sono, dores articulares frequentes, insucessos sexuais, excesso de peso.

De facto, estes dois tipos de situações, configuram culturas de saúde distintas, mas absolutamente complementares – uma depende da outra.

Assim, no primeiro caso, face a uma ameaça vital à saúde de um indivíduo, suspende-se aquele conjunto de actividades pessoais, familiares ou profissionais habituais, que de certa forma o caracterizam, e em seu lugar, instala-se um projecto médico de cura e reabilitação. Para a mesma doença, o projecto médico é sensivelmente igual em todo o lado. É pouco influenciado por gostos e preferências particulares ou contextos sociais distintos.

No segundo caso, o conhecimento médico e outros, são postos à disposição de um projecto de vida. Este difere sempre de uma pessoa para a outra.

Há alguns anos, num fim de tarde em Copenhaga, Mahler, já aposentado das suas funções como Director-Geral da OMS, contava aos mais novos um episódio que viveu na Índia, quando aí chefiava a missão da OMS na luta contra a tuberculose. Este episódio, de alguma forma, marcou o seu pensamento futuro na génese da Grande Ideia.

O que tinham resolvido fazer na Índia foi o seguinte: Escolheu-se um conjunto de postos de saúde rurais para fazer um ensaio. Metade deles deixaram-se estar como estavam. Na outra metade intervieram: pintaram as paredes, arranjaram as vidraças, limparam, arranjaram batas novas para os que lá trabalhavam, e fizeram breves cursos de formação para um melhor atendimento das pessoas. Não alteraram em nada os procedimentos de diagnóstico e tratamento.

E depois compararam-se os dois tipos de postos quanto aos resultados na luta contra a tuberculose. A breve tempo, era claro que os postos onde houve intervenção estavam a obter melhores taxas de cura. A razão era relativamente simples. As pessoas, estimuladas por um "local que funciona", e que promove a auto-estima dos que o frequentam, aderiram melhor aos tratamentos prescritos. Não foram precisos medicamentos diferentes.

Nascido em Vivild, na Dinamarca em 1921, Hafden Mahler licenciou-se em medicina na Universidade de Copenhaga. Entrou para o Programa de Luta Contra a Tuberculose da Organização Mundial da Saúde (OMS) em 1951. Foi sempre um homem de grande sentido prático.

Os quadros técnicos da OMS, de todas as regiões, visitavam por alguns dias a sede em Genebra como parte do seu programa de integração na organização. A estadia incluía uma entrevista com o Director-Geral.

O ambiente era informal, para conhecimento mútuo, mas Mahler, sempre em serviço, não deixava escapar a ocasião para expôr o que pensava aos novos quadros técnicos da organização.

Ele queria que estes, para além das suas competências técnicas específicas, sentissem que eram as políticas de saúde da organização que davam sentido a essas suas contribuições técnicas.

Nos princípios dos anos 80, uma das perguntas que inevitavelmente fazia aos novos quadros era:

"– Já leu a Declaração de Alma Ata sobre os cuidados de saúde primários?"

Não era suposto a ninguém dizer que não. Era impossível que um técnico de saúde qualificado, que acabou de ser contratado pela OMS, habitualmente após um concurso muito competitivo, não conhecesse a Declaração de Alma Ata.

Mas quando o interpelado, dizia que sim, e pensava que a questão ficava resolvida, Mahler voltava à carga.

"– Já leu... quantas vezes?"

Não se tratava, nem de uma brincadeira, nem de desconfiança sobre a capacidade de compreensão dos novos recrutas. O que Mahler queria significar, era que, aquilo que à primeira vez parecia lógico, simples, direitinho, por vezes até trivial, tinha muito que contar nas entrelinhas – conceptualmente era uma ruptura importante e difícil, como o pensamento predominante no sistema de saúde; na prática constituía um desafio permanente de inovação sobre o terreno, para fazer melhor o que as pessoas precisam do seu sistema de saúde.

Poucas pessoas imaginam que tipo de desafio é modificar a forma de pensar e actuar de uma grande organização de âmbito mundial.

Por um lado, é necessário liderar um debate, sobre ideias e sobre o tipo de acções que as realizam, nos órgãos de governo da organização, onde têm assento os representantes dos cerca de 190 países membros – a Assembleia Mundial de Saúde que reúne todos os anos em Genebra, e o Comité Executivo, que com uma representação reduzida e rotativa de Estados membros, prepara as linhas de acção política da Organização.

Com frequência, os representantes dos países membros andam por lá, já há muitos anos e por vezes representam mal as pulsões inovadoras dos seus países de origem. Nestes, não existem, a maior parte das vezes, mecanismos que assegurem, que eles de facto, representem alguma coisa mais do que formalmente e no abstracto "os pontos de vista" dos seus países. Ou seja, muita pouca gente no "mundo real", sabe alguma coisa sobre a agenda e as propostas que os seus "representantes" discutem e votam. Um Director-Geral inovador terá que saber como animar e sensibilizar estes representantes formais para as novas ideias, que vêm exactamente dos centros de inovação dos países representados nos órgãos de governo da Organização.

Por outro, o Director-Geral e a sua equipa dirigente terão igualmente de ser capazes de assegurar que nos quadros técnicos da Organização, as novas políticas e o espírito inovador que veiculam, se sobreponham aos interesses estabelecidos à volta da sua agenda técnica, do seu programa, e das suas redes de relações profissionais.

Mas liderança é isto mesmo: boas qualidades de comunicação, fortes convicções sobre valores, uma visão clara sobre o futuro, capacidade para gerir a mudança, pensamento sistemático, conhecimentos técnicos indispensáveis e muita coragem.

Para estas gerações de mulheres e homens da saúde de todos os países que experimentavam, com grande inquietude e dedicação, novas soluções para os sistemas de saúde, a presença, o pensamento e a acção de Hafden Mahler à frente da OMS significou uma referência, um ponto de encontro para pessoas que tinham preocupações e soluções afins, um enquadramento teórico e político.

Para isso muito contribuiu a "Grande Ideia".

Viajar para Alma Ata nos tempos da União Soviética era uma verdadeira aventura. Era preciso ir do Aeroporto Internacional de Moscovo para um dos aeroportos internos, do outro lado da grande cidade, num táxi a preço para estrangeiros, num aeroporto superlotado e apanhar o avião da meia-noite. O único disponível para estrangeiros, por razões de segurança.

A viagem era longa e pouco confortável, mas tinha, para os que não estavam habituados àqueles usos, episódios verdadeiramente curiosos.

Um deles tinha a ver com o frango do Aeroflot. Pouco depois do avião partir, começava a notar-se, pelo menos em certos lugares do avião, o cheiro do frango a aquecer. Algum tempo depois, apareciam duas travessas recheadas de frango, nas mãos de uma hospedeira, que percorria o corredor do avião em todo o seu cumprimento, até entrar na cabine dos pilotos. Durante cerca de 20-30 minutos nada mais acontecia. Eis quando se abre a porta da frente, com a hospedeira transportando agora as mesmas travessas de volta, mas agora só com ossos. Os "chefes" tinham-se confortado, era agora a vez dos outros. E assim foi.

Não há nada como comermos juntos para nos conhecermos.

Uma vez em Alma Ata, havia jantar com os colegas do Ministério. A todos cabia fazer um pequeno discurso acompanhado de um brinde. feito à saúde de todos, sempre acompanhado com o esvaziar do copinho de vodka. Depois, os anfitriões iam levar as visitas ao Hotel, e quando se pensava em despedidas, tiravam das malas do carro, mais umas garrafinhas e ofereciam-se para continuar a confraternizar no Hotel.

A noite era dura e a manhã nebulosa.

Mas só no fim do primeiro café da manhã com os colegas do Ministério, é que os visitantes começavam a perceber o que de facto se tinha passado nas vésperas à noite. A boa disposição dos anfitriões era óbvia. Estavam prontos a começar a trabalhar, pensar em conjunto, discutir, negociar, tratar os visitantes como colegas próximos.

A sabedoria popular dos povos da Ásia Central da ex-União Soviética tinha ditado as suas leis – não confiar em ninguém com quem antes não se tenha bebido.

Alma Ata era nessa altura a capital de República Soviética do Kazakistão, imenso território na Ásia Central, maior em superfície que toda a Europa Ocidental, rico em minerais e petróleo. Ocupado desde o Século XIX pela Rússia dos Czars, o Kazakistão foi intensamente "russificado" demograficamente a partir de meados do Século XX. Só há relativamente pouco tempo os indígenas Kazaks passaram de novo a estar em maioria.

Alma Ata, queria dizer na linguagem indígena, a "cidade das maçãs".

Para muitas pessoas, que nem sempre sabem bem onde Alma Ata fica, o nome tem fortes entoações simbólicas. Alma quer dizer maçã, a maçã do paraíso que nos separou definitivamente dos Deuses. Mas Alma Ata significava, para as pessoas da saúde, uma nova visão sobre a forma de conceber o sistema de saúde. Um estado de Alma, propício à democratização da saúde.

Para todos aqueles que tinham sido atraídos pelo conceito de "centros de saúde", os princípios de Alma Ata foram seguramente uma fonte de inspiração e proporcionaram um novo enquadramento teórico. A ideia dos cuidados de saúde primários, ainda é hoje, 25 anos depois, uma iniludível referência emancipadora de grande actualidade: proximidade, dispositivos integradores, que respondam às necessidades de saúde da comunidade, acesso, participação, sustentabilidade financeira integrada num processo de desenvolvimento mais amplo.

A grande síntese dos cuidados de saúde primários, fez-se em grande parte, a partir de um líder excepcional. Entretanto, as suas estratégias de implementação e adaptação a um grande conjunto de realidades diversas, requeria um novo tipo de conhecimento. Este, muitas vezes não tem existido.

O ESTETA DO CONHECIMENTO

Reuel Stallones foi para Houston em 1968 para dirigir a nova Escola de Saúde Pública da Universidade do Texas. Tinha nessa altura 50 anos de idade.

Vinha da Escola de Saúde Pública da Universidade da Califórnia, em Berkeley, do outro lado da baía de S. Francisco, onde ensinava e investigava em epidemiologia há já vários anos.

Berkeley, era conhecida nos Estados Unidos da época, como um dos principais centros da contra-cultura do final da década de 60. Tinha protagonizado muitos dos protestos contra a guerra no Vietname, os movimentos hippies, the flower people.

Aí ensinava, nessa altura, Mark Rothko, pintor.

Berkeley, era um lugar onde se prezava a originalidade, onde se pensava de forma diferente.

Stallones veio para Houston para fazer uma Escola diferente. Para isso, tinha que conseguir que as pessoas começassem a pensar o processo de aprendizagem e o papel do conhecimento de uma outra forma.

Que isso é muito difícil, a história tem-no demonstrado a cada passo. As dificuldades em ultrapassar algumas concepções médicas de Galeno, 1400 anos após este ter vivido, são um exemplo histórico deste facto.

Galeno, nasceu em Pérgamo, cidade grega da Ásia Menor, no segundo século da era cristã. Aprofundou, descreveu, e sintetizou de tal forma o conhecimento médico do seu tempo, que permaneceu como referência indiscutível do saber e da prática médica durante milénio e meio!

De tal forma foi hegemónico o seu pensamento, que quando em pleno renascimento italiano, em Pádua, Vesálio, nas suas investigações anatómicas, encontrou incorrecções na obra de Galeno, ficou tão surpreendido como preocupado – não havia sinais da comunicação entre a metade direita e a esquerda do coração descrita pelo grande mestre.

Quando anos mais tarde, depois de uma estadia em Pádua com os discípulos de Vesálio, William Harvey descreveu pela primeira vez, de uma forma precisa, a circulação sanguínea (incluindo o facto do sangue só circular das aurículas para os ventrículos cardíacos), foi vivamente contestado pelas autoridades médicas do tempo. Quando se tornou óbvio que de facto era assim que circulava o sangue, não foi fácil aceitar o erro de Galeno.

Houve quem preferisse pensar que as observações do médico grego estariam correctas, teria sido o corpo humano que teria mudado no decurso de tantos séculos!

Stallones tinha concepções muito fortes sobre como se aprendia numa Escola de pós-graduação. Em cima de uma mesa, próxima do seu gabinete, estava a primeira maqueta do edifício definitivo da Escola. Mais que os seus cerca de oito andares, o edifício projectado, impressionava por ser uma construção que veiculava uma concepção pedagógica.

Ele achava que o que se fazia numa Escola, as disciplinas que se ensinavam, a especialidade dos docentes não eram o mais importante. O que interessava era a qualidade do que se fazia. Interessava-lhe gente cuja forma de pensar pudesse ser uma referência estimulante para os alunos, independentemente da sua inserção disciplinar. Escandalizava os ortodoxos, quando dizia, e fazia por isso, que ter seis pessoas, todas na mesma disciplina, desde que fossem as melhores que havia, era melhor do que ter duas pessoas medianas para cada uma das três disciplinas que precisavam "preencher o quadro".

Por estas e outras razões, muitos dos mais novos eram-lhe abertamente devotos e muitos dos mais velhos, sibilinamente hostis.

Stallones pensava também, que o importante para a qualidade de uma Escola, era poder atrair os melhores alunos que havia no mercado – ele encarregava-se de arranjar financiamentos para bolsas de estudo que lhe permitissem, pelo menos, um lote de alunos muito bons. Depois, dizia ele, bons alunos, críticos, tão inconformados como bem informados, por vezes agressivos e difíceis, haveriam de seleccionar os bons professores, tornando a vida tão difícil aos maus, até estes encontrarem a paz de espírito noutra universidade. Por isso, o ambiente em que o processo de ensino-aprendizagem decorria, devia ser desenhado de forma a favorecer este darwinismo pedagógico.

O Esteta do Conhecimento

E era esta a alma daquela maqueta, miniatura do futuro edifício da Escola. Os andares tinham espaços de ensino/aprendizagem de pequenas dimensões, mas suficientemente flexíveis para poderem aumentar de tamanho, desde que não obstassem a uma forte interacção entre alunos e professores.

Cada um dos andares, alojaria um departamento dedicado ao estudo de uma temática específica – um seria sobre serviços de saúde, outro sobre saúde nos meios urbanos, outro sobre meio ambiente e saúde e assim por diante. Por vezes, visitantes curiosos, perguntavam-lhe, perplexos, onde ficavam os departamentos de estatística, epidemiologia, sociologia e economia da saúde.

Ele gostava muito dessa pergunta.

Pegava na caneca de café, mais vício de boca que café propriamente dito, esparramava-se na cadeira, tirava o lápis de cima de um daqueles blocos de apontamentos amarelos que diferenciam os Estados Unidos da Europa, afivelava um sorriso travesso e respondia, apontando com o lápis para o "terraço" da maqueta.

Quem subisse para ali, para o terraço, e pudesse imaginar uma linha vertical atravessando todos os andares, em pontos diferentes do mesmo, teria acabado de descobrir os departamentos de estatística, economia, epidemiologia, entre outros. Haveria assim um ou mais de cada uma daquelas espécies disciplinares por andar, integrando as equipas temáticas de investigação e ensino.

Esta era a matriz virtual do Dean Stallones.

Assim se articulavam os conhecimentos instrumentais com os projectos substantivos para fazer saúde pública. Esta era a arquitectura íntima, a alma pedagógica daquele edifício.

Este edifício é hoje, no Centro Médico do Texas, o "Reuel Stallones Building" em homenagem póstuma a quem o idealizou e fez construir.

O futuro edifício da Escola, ia de facto instalar uma filosofia académica já em pleno desenvolvimento. Estava-se no início da década, de 70. Cada aluno que entrava na Escola, tinha como primeira tarefa desenhar o seu programa de estudos, escolhendo entre as diferentes ofertas que a Escola lhe proporcionava. Para isso contava com o apoio de um pequeno números de docentes que com ele constituíam a sua comissão de acompanhamento pedagógico. Era a ideia da individualização, assessorada, do ensino e da aprendizagem.

Stallones, por vezes, optava por teatralizar as suas mensagens pedagógicas.

A aula decorria há pouco menos de uma hora. O assunto era atraente e a forma como Stony o abordava, ainda mais. Ele trabalhava na epidemiologia das doenças cardiovasculares. Os estudos de Framingham, onde numa população bem definida, se determinavam os níveis da tensão arterial, das gorduras sanguíneas e outros factores de risco das doenças do coração, para depois seguir essa população durante anos e ver o que acontecia, tinham confirmado a importância destes factores de risco. A análise dos dados de Framingham, levantava questões metodológicas estimulantes que Stallones saboreava particularmente. Muito recentemente, tinham sido publicados também os estudos da Veterans Administration sobre as vantagens de tratar agressivamente a hipertensão arterial. Estes estudos, seguiram no tempo dois grupos de hipertensos, um e outro sem tratamento. Depressa se observou que o grupo tratado, adoecia substancialmente menos que o não tratado. Este estudo levantava a questão de saber, se ensaios clínicos como este, eram eticamente aceitáveis naquela altura. Os alunos envolviam-se fortemente nesta discussão.

Estava-se nestas coisas, quando repentinamente, Stony pára de rabiscar o quadro, olha fixamente os alunos como que a tirar-lhes a temperatura à distância, abre os dedos, deixa cair o giz, com um tac audível, no "porta giz" do quadro, abre a porta da sala, e desaparece.

Espanto. O que teria acontecido?

A resposta, veio como sempre nestas circunstâncias, demorada, rogada, indirecta, quase por alusão.

É que só estes artefactos, chamados livros de texto, ou capítulos de livros de texto, têm princípio e fim. A vida real flui sem essas convenções. O princípio e principalmente o fim de um debate, é sempre uma convenção de conveniência. O professor, tem como função despertar, disparar, iluminar, excitar o intelecto e as emoções de quem com ele aprende.

Feito isso, as coisas estão bem encaminhadas, já não está lá a fazer nada, pode e deve desaparecer.

Vêm à memória os "gitanos" andaluzes do canto flamengo, que começavam os espectáculos na praça à hora em que se sentiam preparados e acabavam, quando lhes parecia que aquela cumplicidade, entre o artista e o público tinha iniciado o seu trajecto descendente.

Mas esta originalidade, que o faziam apreciado e lembrado, era só uma das manifestações da seriedade com que Stallones vivia as suas convicções académicas.

O Esteta do Conhecimento

Acontecia que, por vezes, ele despertava um certo desconforto pela severidade com que impedia a progressão académica para o doutoramento de um ou outro candidato.

Ele retorquia, nas entrelinhas habituais, mas com alguma contundência no conteúdo, ao clima de simpatia que se estabelecia à volta do candidato visado.

Como era possível, a gente com aspirações, ter escapado o facto capital que ele "não entendia"? O candidato era trabalhador, lia, argumentava, era comunicador muito razoável, bom colega, simpático e cortês, mas simplesmente não entendia as regras finas daquele jogo.

Não entendia que o que se esperava dele era que aprendesse a mover-se num mundo essencialmente imperfeito. E que se apercebesse também, que os modelos mentais que utilizamos para o compreender, amplicam-se-lhe também imperfeitamente. E é a inteligência específica para gerir estas imperfeições, que se exige a um académico. Todos os estudos que fazemos têm enviesamentos de concepção, desenho, análise. Às vezes, às dezenas. Muitos são inevitáveis, e nessa perspectiva não são bons ou maus em si. O que é preciso saber, é identificar a intensidade e direcção dessas imperfeições, para poder modelar a natureza e ambição das conclusões ao abrigo dos efeitos dessas limitações.

Reuel Stallones pensava obstinadamente, que quem não tivesse a inclinação para fazer isto bem, poderia seguramente ser competente em muitas outras áreas da actividade humana, mas seria bom para ele e para os outros, não insistir em pertencer ao mundo académico.

Nos Estados Unidos, um dos elementos essenciais para arranjar emprego, são as cartas de recomendação. Por vezes, os colaboradores mais próximos de Stallones, e em especial aqueles que vinham de outras paisagens culturais, admiravam-se com o rigor, às vezes cruel, com que estas cartas era escritas. Acontecia isso às vezes com alunos que terminavam o mestrado e iam à procura de um novo emprego. Um ou outro, que não se conheciam o suficiente, concorriam a alguma coisa, para além das suas capacidades, e pediam uma carta de recomendação ao chefe. E este escrevia exactamente a verdade nua, segundo uma lógica inbatível: primeiro, as pessoas tem que aprender a conhecer-se melhor; em segundo lugar, escrever uma carta de recomendação menos rigorosa, pode fazer com que alguém obtenha um emprego que não pode desempenhar bem; se isso acontecer, fica prejudicado quem emprega, sofre quem acaba por não ser capaz, e fica seriamente danificada a reputação de quem recomenda levianamente.

São estes hábitos, que repetidos milhares de vezes todos os dias, alimentam uma cultura que apura a qualidade, produz inovação, riqueza e confiança.

O contrário, favorecer os mais próximos, estabelecer redes de conveniência mútua, trocar favores, resulta num sem número de pessoas que devem os lugares que ocupam, não à sua competência, mas a quem os favorece. Em consequência, em caso de dúvida, não beneficiam a missão que o lugar define, mas os interesses daqueles a quem o devem. Estas são marcas de subdesenvolvimento, que expõem as razões que o perpetuam.

Era sexta-feira ao fim da tarde, o dia tinha sido esplêndido, a sessão de trabalho chegara ao fim, e o fim de semana anunciava-se ameno. Tudo isto era evidente, visto do gabinete espaçoso de Dean Stallones, pois uma das divisórias maiores, era de vidro, discretamente fumado. À laia de despedida Stallones virou-se para quem tinha acabado de partilhar com ele essa sessão de trabalho e perguntou-lhe, se tinha alguma leitura especial para aquele fim de semana.

A pergunta não tinha o benefício da inocência, pois Stallones tinha por hábito começar assim, casualmente, conversas que a breve trecho iam mais fundo.

A "vítima" do que estava para vir, não esboçou resistência, limitou--se a dizer que não, não tinha nenhuma leitura especial para esse fim de semana.

– "Então", continuou, o mestre, "tenho aqui um bom livro para leres. Seguramente já o conheces, leste possivelmente uma ou outra citação, mas é possível que não tenhas tido ainda a oportunidade de o ler completamente".

Tratava-se do *Snow on Cholera*, um livro que descrevia como John Snow, em meados de Século XIX, numa altura em que não se conhecia o microorganismo que produzia esta doença, foi capaz de compreender o que estava a causar uma epidemia de cólera na cidade de Londres e dar--lhe remédio. John Snow, através de observações precisas sobre a localização dos casos, no tempo e no espaço, raciocinando argutamente, tinha conseguido associar a distribuição da doença com as características do sistema de abastecimento de água, localizar e fechar a fonte contaminada e acabar com a epidemia.

Stallones tirou o livro da estante e quando a mão do potencial leitor já estava estendida ao encontro do seu destino para o fim de semana, ele interrompeu o gesto, esticou o dedo indicador em direcção à "vítima" e disse em tom levemente divertido:

– "Mas tenho uma condição para te emprestar este livro".

Era evidente que se tinha chegado à parte crítica da conversa. Era também, quase certo, que nos encaminhávamos para o ponto em que o carácter alegórico daquela conversação se ia acentuar.

A condição de Stallones era, ler o livro, apreciar a força cristalina do pensamento de John Snow, sem nunca parar, para perguntar, para que é que aquilo servia.

Depois, como se tivesse mudado de conversa, falou das limitações de uma concepção demasiado utilitária do conhecimento. Discorreu sobre a estética da ciência e o "prazer de compreender". Para chegar ao fundo na compreensão das coisas, a rendição à beleza do conhecimento, é a única via segura. Ficar à superfície, preso à pressa de instrumentar a informação à primeira oportunidade, não era verdadeiramente ir em direcção ao conhecimento.

Stallones acreditava na necessidade e até na urgência de agir. Mas não que, se fizesse, a partir de desentendimentos sobre a natureza do conhecimento.

Mestres são aqueles que são capazes destes actos de afecto para com quem aprende. Afecto é o que nos faz parar e ver à nossa frente alguém que se está a iniciar nas escarpas íngremes do conhecimento e compreender por onde ele vai. E depois, esperar pelo momento certo para, subtilmente, dar uma ajuda, impossível de esquecer.

Nas afecções que resultavam da confluência de vários factores, em contraste com aquelas outras em que era possível identificar uma causa, um agente infeccioso, de importância determinante, foi necessário começar a rever os "modelos de causalidade" em voga. Não era só o facto de as doenças puderem ter vários factores de risco – comer cronicamente mal, não fazer exercício físico regularmente, engordar descaradamente. Era também a realidade óbvia, de um "agente causal", poder ter vários efeitos, e produzir várias doenças – o fumo de tabaco pode produzir doença nos pulmões, nas artérias do coração e nas de outras partes do corpo, na bexiga, o envelhecimento da pele, ou a precocidade da menopausa.

Stallones estimulava os seus colaboradores a pensar em redes de "causas e efeitos", que era necessário aprender a representar e a deslindar com as ferramentas da profissão: imaginação, intuição, consistência nas regras de jogo, modelos analíticos complexos e fascinantes, que eram capazes de criar espaços matemáticos multidimensionais com montes e vales, e a aprender algumas abordagens, conseguiam aperceber-se bem dos cumes dos montes, enquanto outras, estavam mais vocacionadas para descrever os vales.

Um jovem com sotaque australiano, nascido em Londres, mas cuja família emigrara para a Austrália, era ele ainda criança, estava a acabar as suas investigações de doutoramento em Berkeley. Era sobre um tema muito versado naquele tempo: nos Estados Unidos, havia muita doença coronária e relativamente menos acidentes vasculares cerebrais, enquanto no Japão, acontecia exactamente o contrário. Como tinha havido uma importante emigração japonesa para a Califórnia alguns decénios antes, tratava-se de aproveitar este facto para saber de que forma o modo como os emigrantes japoneses e a sua descendência se adaptavam à vida americana, influenciava a evolução da incidência destas doenças nestas populações. Para este efeito, o jovem investigador tinha procurado anotar cuidadosamente todas as evidências sobre a evolução cultural dos emigrantes japoneses e seus descendentes. Um dado particularmente curioso tinha a haver com os acontecimentos desportivos. O investigador foi observar jogos de basebol entre equipas de imigrantes japoneses e outras mais tipicamente anglo-americanas. E observou que os jogadores de origem japonesa corriam, batiam, atiravam, agarravam, exprimiam-se, exactamente como os jogadores da equipa adversária. Não havia diferença... a não ser na bancada. Aí, sim. Enquanto do lado anglo-americano se viam meia dúzia de namoradas dos atletas, do lado japonês, era uma pequena multidão: irmãos, pais, primos, avós, sobrinhos, namoradas, estava lá tudo.

O jovem investigador, com sotaque australiano, chamava-se Michael Marmot. Muitos anos mais tarde, trabalhando em Londres, ia tornar-se muito conhecido pelos estudos que liderou sobre a saúde dos funcionários públicos ingleses.

Nos átrios da Escola foram colocadas televisões para que quem quisesse e pudesse seguir, sem ficar em casa, as audições da comissão do Senado, que caminhava para a demissão, o *empeachement,* do Presidente Richard Nixon, pessoa muito pouco popular nos meios académicos daquele tempo.

O Esteta do Conhecimento

Numa sala de aulas, uma aluna apresentava a sua dissertação de mestrado. A dissertação era sobre comportamentos e saúde. Dada a natureza do exercício, ele não foi apresentado como um documento escrito, mas antes, como um pequeno filme. Terminada a apresentação, a discussão foi aberta à assistência que era composta por alunos e docentes.

Um destes, engenheiro de ambiente, pediu a palavra. Confessou-se perplexo. Parecia-lhe que o filme era muito pouco claro nas suas mensagens. Havia mais do que uma passagem que se podia interpretar de várias formas. Isso ajudava a criar uma sensação de confusão.

Stallones, estava na primeira fila, olhando discretamente para trás. Para quem o conhecia, era possível notar-lhe no rosto aqueles traços de desacordo, não completamente reprimidos. Ia haver discussão.

Mas não chegou a haver.

Stallones virou-se para atrás, agora menos discretamente, olhou em direcção ao colega, e disse com aquela dicção compassada que parecia imitar, propositadamente, Bogart em Casablanca:

– "Davies, a tua tolerância para a ambiguidade está hoje particularmente diminuída!"

Davies não respondeu. Ali não se brincava em serviço.

Stallones era muitas vezes difícil. Os breves, *brown bag lunches*, almoços de sandes e batatas fritas, acondicionados naqueles saquinhos clássicos de papel castanho, eram por vezes temíveis. De repente, virava-se para alguém e perguntava o que de verdadeiramente importante tinha sido publicado na última edição do *American Journal of Epidemiology*. Profissionais daquele ofício tinham que aprender a ler selectivamente, para conhecer a cada momento o estado da arte. Isso era obrigatório.

Percebia-se que pensava que num meio académico como aqueles, não havia lugar para explicações elementares. Falava para quem compreendia. Utilizava os códigos elaborados da linguagem do conhecimento. Não facilitava.

Stony podia ter sido, mas sabia-se que não era o autor daquele refrão, ao qual, acompanhamentos de corda, emprestavam uma melodia muito conhecida:

The answer, my friend,
Is blowing in the wind
The answer is blowing in the wind.

Era Inverno e noite em Genebra, quando na sala de jantar muito confortável daquele casal, em que um deles era o técnico da OMS responsável pelo programa dos "cuidados de saúde primários" daquela Organização, sentou-se à mesa um pequeno grupo de pessoas interessadas naquele tema. Aconteceu que dois deles tinham conhecido tanto Stony como Mahler, e nutriam por ambos uma grande admiração: um trabalhara com Stony e conhecera Mahler, o outro exactamente o oposto – era um dos subdirectores da OMS e tinha conhecido Stony.

Este último, sabendo que estes não se conheciam pessoalmente, fez questão de procurar remediar esta circunstância. Finalmente conseguiu juntar, um dia em Nova Iorque, na mesma mesa aquelas duas pessoas que tanto o tinham impressionado em termos pessoais e profissionais.

Mahler associava à consciência social de muitos nórdicos, o ardor combativo e sentido de liderança daqueles que acreditavam que podiam mudar o mundo.

Stallones, era um esteta viciado no conhecimento, intelectual brilhante, inovador pedagógico excepcional, analista criativo e crítico mordaz das falsas verdades do seu tempo.

Parece que o encontro não foi famoso.

Um promovia a mudança, o outro buscava a verdade.

CEGUEIRA CURÁVEL

Copenhaga, Kobenhavn em dinamarquês, significa nada de mais prosaico que "porto comercial". Para os turistas-fotógrafos é um porto báltico de águas pouco salgadas, com a pequena sereia, poisando numa rocha à medida, saída dos contos infantis de Hans Christien Andersen. É a cidade dos jardins do Tivoli, um parque de diversões, muito mais bem posto que os habituais. Espraiada e extensa, na costa oriental da ilha da Zelândia, guardando a entrada do Báltico, um pouco ao sul do castelo ribeirinho, onde Shakespeare terá imaginado o seu trágico Hamlet, a capital do reino da Dinamarca é florida, irrequieta e suavemente luminosa em Maio e Junho, mas lenta, agreste, húmida e ventosa em Janeiro e Fevereiro.

Em Copenhaga os comboios imitam a pontualidade das pessoas. Chegam e partem à hora prevista.

Copenhaga é uma cidade onde nada parece ter pressa em mudar, mas onde alguma coisa muda todos os dias. Doutra forma não poderia acontecer apenas em seis meses, ir de um extremo ao outro, no que diz respeito à duração dos dias.

No dia mais longo do ano, o solstício de Verão, St. Hans, lá, São João, cá, acendem fogueiras nas praias, reminiscência pagã da vontade de afastar os maus espíritos, as bruxas e as feiticeiras. Quando finalmente o sol se põe, muito próximo do meio da noite, já lá está a áurea luminosa que anuncia o seu renascimento, um tudo nada mais a leste. Às horas do despertar, o Sol já vai bem alto e os pássaros estão cansados de cantar.

No extremo oposto deste ciclo anual, encontra-se a proximidade do Natal, em que os dias penam para chegar à três da tarde, e as noites são quase eternas. É quando se vislumbram vultos, esguios, céleres, deslizando nos lagos que gelaram, restos daquilo que eram as defesas mais a norte da cidade. E naquele patinar nocturno e silencioso recordam, porventura, aquele ano de má memória em que o braço de mar que separa a Dinamarca da Suécia gelou, aprisionou a fortíssima esquadra dinamarquesa e permitiu aos suecos atacarem por "terra" Copenhaga.

Em Copenhaga fica situada a sede Europeia da Organização Mundial da Saúde. Os dinamarqueses foram generosos quando escolheram o local para acolher esta sede Europeia. Virada para o mar, no litoral norte da cidade, aqui trabalharam duas das figuras mais marcantes da Saúde Pública da segunda metade do Séc. XX.

Corria a segunda metade da década de 70. Em Genebra, Mahler preparava a Conferência de Alma Ata. Em Portugal vivia-se o pós-25 de Abril, iam nascendo em força os centros de saúde, a caminho do SNS.

Nessa altura, Jo Asvall, médico norueguês, alto, de porte distinto, pouco cabelo, a combinar bem com um bigode tocado pela brancura que já se fazia também anunciar, empreendedor e afável, tornou-se responsável pela "unidade de planeamento e avaliação de saúde" da OMS/Europa em Copenhaga.

Compreendeu rapidamente que a ideia conhecida naquele tempo por "planeamento integrado de saúde", o termo original era "*comprehensive health planning*", que a Saúde Pública e a OMS na altura promoviam, não era bem deste mundo. Olhando bem à volta, com olhos de ver, não parecia funcionar em parte nenhuma. Sobressaía como uma "construção" demasiado artificial. Pressupunha um grau de racionalização, simplificação, e assepsia que passava ao lado sem tocar, os contornos irregulares, as rugosidades, as fendas e fracturas do mundo real. Era aparelhagem para deslizar em superfícies polidas, imaginárias.

Dois acontecimentos tinham contribuído para preparar o terreno para os importantes progressos iminentes nas concepções da "gestão da mudança" na saúde.

O primeiro destes acontecimentos remonta a princípios de 1974.

O Ministro da Saúde do Canadá, Marc Lalonde, advogado de profissão, político no activo, com curriculum em várias áreas da acção governativa, apresenta no Parlamento daquele país, um documento de trabalho – um espécie de "Livro Verde" sobre uma nova política de saúde – denominado "*A New Prespective on the Health of Canadians: A Working Paper Document*".

O que tinha de novo esta visão da saúde era essencialmente o alargamento do domínio daquilo que até aí se entendia como sendo o campo de acção das políticas de saúde. De facto o "Relatório Lalonde", como ficou conhecido, caracterizou-se por superar a identificação estreita do domínio da saúde tão-somente com o estado de saúde física e mental de cada indivíduo e com a organização e financiamento dos serviços de saúde. Incluiu também, e isso foi novidade, o "ambiente externo", físico e social, assim como a área dos comportamentos – o conjunto das decisões, através dos quais determinamos o nosso "estilo de vida".

O documento fora preparado por um conjunto de pessoas, cujo ponto de encontro, era um gabinete de análise e planeamento a longo prazo em saúde, recentemente estabelecido, no âmbito do Ministério da Saúde e Acção Social do Canadá.

A apresentação parlamentar deste documento parece não ter impressionado muita gente.

A comunicação social praticamente ignorou-o, apesar da publicidade feita à divulgação do Relatório. Os parlamentares, em particular os da oposição, situaram-se entre o irónico – "já se sabia há muito que era melhor ser magro do que gordo" e o céptico – não seria melhor tratar de assuntos mais sérios como "combater a inflação no sector, financiar melhor a investigação, e melhorar a segurança social?".

No entanto a vida tem destas coisas. A partir de uma considerável divulgação do Relatório, dentro e fora do país, o interesse por este documento foi crescendo rapidamente. Foram surgindo pedidos de cópias, um pouco por todo o lado, comentários favoráveis tomaram forma escrita. Relativamente pouco tempo depois, cerca de 140.000 exemplares tinham sido distribuídos. De uma proposta política, pouco acarinhada num determinado momento e determinado lugar, o *Relatório Lalonde*, passou a ser uma referência marcante no pensamento da saúde do último quartel do Século XX, como mais adiante se verá. Há papel escrito, que por vezes fala mesmo às pessoas. Há formas de pensar que atraem e influenciam. Há pessoas com ideias que movem outras pessoas.

Este foi o primeiro documento oficial governamental publicado, que adoptou um visão ampla da saúde e dos seus determinantes.

Marc Lalonde, hoje retirado da política activa, exercendo a sua profissão de advocacia, em Montreal, com elevado reconhecimento profissional, tem seguramente uma história interessante para contar.

O segundo acontecimento de relevo que influenciou Jo Asvall, foi a preparação por parte das autoridade de saúde dos Estados Unidos, em 1979, do documento de política de saúde *"Heathy People – The Surgeon General's Report On Health Promotion and Disease Prevention"*. Na introdução desta peça de importância histórica para as políticas de saúde, vem uma menção explícita à contribuição do Relatório Lalonde para esta iniciativa, através, principalmente da concepção alargada do domínio da saúde que concebeu e adoptou.

"Healthy People", iniciado nessa altura, leva hoje acumulados 25 anos de experiência, com novas versões, sucessivamente adaptadas ao evoluir da situação e à aprendizagem que se foi fazendo. O que esta iniciativa do Departamento Federal de Saúde e Acção Social dos Estados Unidos, propunha é de fácil entendimento: Identificar, para cada problema de saúde pública de alguma relevância no país, qual era a situação actual, que metas a médio prazo era possível identificar para melhorar a situação, que tipo de actuações ofereciam as melhores garantias para realizar as metas estabelecidas.

Aparentemente isto não continha nada de novo em relação àquilo que seria uma "gestão por objectivos" aplicados à saúde. O planeamento tradicional já aí tinha chegado.

Asvall e a sua equipa, perceberam que não era bem isso, nem era só isso. Aqui não se tratava de uma empresa com uma direcção bem definida e uma organização de trabalho pensada para cumprir os objectivos estabelecidos. Do que aqui se tratava, era de uma proposta diferente e original, para abordar um sistema social muito complexo, com um grande número de centros de decisão com grande autonomia, à mistura com organizações com um grau maior ou menor de hierarquização.

A ideia, que Asvall aprofundou e aperfeiçoou, era outra.

As metas da saúde, não são já objectivos desenhados por uns poucos nos gabinetes de planeamento, para serem executados pelos demais em programas de saúde. A experiência era de que "os demais" resistiam a contribuir para objectivos-tipo-ordens, que desciam, não se sabe bem donde e porquê e aterravam no seu piso "para se fazer". Os "demais" não eram peças de uma máquina, com uma cadeia de comando, lógica pré-estabelecida, ou mesmo algoritmo inteligente. Eram pessoas que operam pior onde não pertencem, actores sociais complexos com interesses e agendas próprias, com as estratégias de cooperação-competição que melhor as servem.

As metas da saúde teriam que ser outra coisa.

Acabaram por se definir como a expressão de um compromisso negociado entre os vários actores da saúde sobre até onde é desejável e possível chegar na melhoria da saúde, uma vez mobilizada a energia social necessária para acelerar tendências positivas e inverter as negativas.

É possível estabelecer metas concretas relativas à desejável diminuição da incidência da tuberculose, à inversão das tendências de evolução da SIDA, à promoção do exercício físico, ao aumento do número de anos vividos, sem incapacidades físicas e mentais, à melhoria do acesso aos cuidados de saúde primários, à diminuição dos tempos de espera nos serviços hospitalares, aos progressos da boa utilização dos medicamentos, da melhoria da integração e da qualidade dos cuidados de saúde e da acção social às pessoas idosas, entre muitas outras coisas.

Para serem expressão desse compromisso, as metas da saúde têm que ter simultaneamente dois atributos fundamentais.

O primeiro, é o de serem o resultado de um processo de análise e discussão com os actores sociais da saúde.

O segundo, é o de constituírem um conjunto de expectativas comuns, definidas com a clareza necessária – têm que ser quantificadas, referidas a um horizonte temporal bem identificado, os termos utilizados na sua definição, devem ser perceptíveis e sem ambiguidades.

O processo de participação social associado à adopção das metas da saúde, deve resultar também na explicitação das contribuições de cada actor social para a realização dessas metas e na adopção de um dispositivo de monitorização e avaliação da qualidade e efeitos dessas contribuições.

Não se trata de "programar externamente" as acções dos actores sociais – direcções das instituições da saúde, organizações profissionais, agentes económicos operando na área da saúde, organizações não governamentais para protecção e promoção da saúde, associações de doentes, associações para a promoção da cidadania – mas de estimulá-los a identificarem explicitamente a sua contribuição para a realização das metas que acordaram e se comprometeram a sustentar, e a avaliá-las periodicamente.

Esta abordagem faz ressaltar um ingrediente indispensável do pensamento sobre sistemas de saúde: tentar pensar no futuro, pensar prospectivamente. De facto, para elaborar metas, é preciso saber onde se está, compreender como aqui se chegou, para daqui procurar dar um salto informado para o desconhecido. Que suposições sobre o comportamento das variáveis da saúde e dos factores que condicionam continuidades ou descontinuidades nesses comportamentos, é razoável fazer? Estes são desafios intelectualmente exigentes que potenciam uma atitude de antecipação face a situações e problemas importantes.

A OMS, organizou no fim dos anos 80, um seminário para estimular este "pensar o futuro". Adoptou-se uma abordagem ampla – pensar em desenvolvimento económico e social, em vez de o fazer estritamente em saúde. Convidaram-se pessoas de vários países e sectores de actividade – algumas ligadas às actividade económicas, outras a instituições públicas, ainda outras provenientes das Universidades – para partilhar a sua visão do futuro.

O mais impressionante dos convidados foi um banqueiro dinamarquês.

Falava de forma clara e concisa, e o que ele dizia parecia fazer muito sentido. Aliás algumas das coisas que disse, vieram de facto a acontecer nos anos que se seguiram. Falou do provável desmembramento da União Soviética, da construção Europeia, da economia norte-americana, da evolução da China como grande potência económica do Pacífico, das potencialidades do Brasil. Nessa altura, alguém comentou que ele não tinha dito nada sobre a África e a América Andina. Ele respondeu com duas palavras, das mais simples:

– "Não interessam".

A sala ficou impressionada.

No início dos anos 80, Jo Asvall, ainda como Sub-Director da OMS/Europa, inicia um processo sem paralelo na história da saúde na Europa: Mobilizou as lideranças intelectuais e políticas no sentido de estabelecer metas de saúde para o conjunto do Continente, assim como um conjunto de indicadores que permitia observar o progresso observado em direcção à realização dessas metas.

Mas este não era senão um quadro de referência para promover um processo similar – "estratégias de saúde baseadas em metas" em cada um dos países europeus. A adopção de uma Estratégia da Saúde Europeia pela OMS, não foi assim, mais do que o início de uma longa caminhada.

Jo Asvall, nascido em Drammen, no norte da Noruega, em 1931 e licenciado em Medicina pela Universidade de Oslo em 1956, muito ao estilo nórdico, alternou o seu trabalho como médico no seu país, com dois períodos de trabalho com a OMS.

Na Noruega seguiu um trajecto clássico: foi primeiro clínico-geral e médico de saúde pública em Vikna no norte da Noruega (até 1959), e mais tarde, oncologista clínico, tendo-se então interessado pelos aspectos de política e planeamento da luta contra o cancro. Daí partiu para o estudo dos aspectos mais gerais de planeamento dos serviços de saúde no Ministério da Saúde da Noruega.

A primeira missão de Jo Asvall com a OMS teve lugar em África, no Togo, no programa de luta contra a malária. Depois de fazer a sua formação como especialista de malária, em 1959, Asvall, chefiou até 1963 a equipa de consultores da OMS que apoiavam os programas sobre esta doença no Togo e no Dahomé (hoje Benin).

Era o fim da década de 50 e os primeiros anos da de 60. Com o pós--guerra, os dados do fim do colonialismo Europeu em África estavam lançados. Entre os países que então se tornaram independentes encontrava-se o Gana, de colonização inglesa e o Togo e Daomé, hoje Benin, de colonização francesa, situados naquela parte da costa ocidental, que segue horizontalmente o trajecto dos paralelos, antes de retomar o trajecto norte-sul que nos leva ao Cabo da Boa Esperança. No Golfo da Guiné, localizava-se a costa do ouro dos portugueses de quinhentos, com o castelo de S. Jorge da Mina, ainda construído no tempo de D. João II, e baptizado segundo o Santo da sua devoção.

A Mina passou a ser um barómetro longínquo das fortunas do poder na Europa. Entreposto de ouro, marfim e escravos e parte da rota das especiarias da Índia dos portugueses de quinhentos, ficou sobre a mira da nova potência marítima emergente, os holandeses, no Portugal dos Filipes, que acabaram por a anexar, três anos antes da Restauração.

Caiu inexoravelmente nas mão da primeira potência industrial que o mundo conheceu, a Inglaterra, em 1872.

O Togo, ali ao lado, é um pequeno país, perdido num grande continente e das atenções do mundo. A maior parte das pessoas que conhecemos, não sabem onde fica o Togo.

Jo Asvall chegou ali com a esperança da independência e saiu três anos depois, impressionado com os negros presságios que o que lá se tinham passado, poderiam significar para o futuro do continente. Esta é a história que ele contava, atestada pela sua experiência pessoal.

Em 1962, tinham as guerras coloniais portuguesas começado ainda não há muito, De Gaulle levava a Argélia à independência, seguindo as indicações do referendo que para tal tinha convocado. Com o fim da guerra na Argélia, foram desmobilizados diversos contingentes de soldados que provinham da África francófona, entre os quais cerca de 600 homens do Togo. Este país não tinha propriamente um exército – pouco mais de 300 homens asseguravam a ordem. Para o Presidente do país Sylvanus Olympio, educado na London School of Economics, homem com prestígio internacional, primeiro presidente da Organização de Unidade Africana, uma das esperanças políticas da nova África, um exército maior, não era seguramente, uma das prioridades do país. Por isso não viu com bons olhos as pretensões dos recém-chegados em engrossarem as fileiras de um exército maior, que o líder dos recém-chegados, o ex-sargento Etienne Eyadamé, lhe propunha. Não percebeu a tempo do que se tratava. Foi assassinado a tiro, quando procurava entrar na Embaixada dos EU em busca de protecção. Em relativamente pouco tempo, o exército do Togo passou a ter cerca de 14.000 homens, predominantemente recrutados junto às origens étnicas do agora general Eyadamé, Presidente do Togo, formalmente, há 38 anos. Desde 1967 até, pelo menos, 2004.

O Togo, que foi o primeiro país independente da África a sul do Saara, foi também o primeiro a ser vitimado por ex-sargentos dos antigos exércitos coloniais. Exibe hoje o mais antigo presidente do continente, depois de um longo percurso autocrático e repressivo, com o apoio, ou a indiferença das democracias ocidentais.

Jo Asvall contava esta história com o evidente desconforto de alguém, empenhado em fazer alguma coisa pela democratização da saúde na Europa, e através disso, para o aprofundamento de elementos fundamentais da vivência democrática no velho continente.

Brazaville tinha crescido nos últimos trinta anos. Mas Jo Asvall confiava que poderia reconhecer o velho barracão onde tantos anos antes se tinha encantado por aquela estatueta de madeira. Tinha a vantagem de saber em que parte da cidade procurar e lembrava-se que o barracão ficava numa esquina.

Aquela era uma parte da cidade, muito igual a tantas outras em cidades africanas que cresceram rápida e desordenadamente. Começava na imediata periferia daquela outra área da cidade, onde vivia e trabalhava a pequena classe média, as autoridades, os agentes económicos determinantes, os estrangeiros não refugiados, onde se situavam os bancos, o grande comércio, os restaurantes e os hotéis. E daí espraiava-se a grande distância. Sucediam-se barracões e pequenas construções de materiais pobres, muita gente, vendedores dos mais variados produtos em pequenos montinhos de quantidades ínfimas, árvores ou arbustos plantados, quase que erraticamente, bananeiras e palmeiras, cães zangados com bicicletas, motorizadas envoltas em ruído e fumo. Tudo isto numa desarrumação intrínseca, fervilhando às portas da sobrevivência.

Enfim, apareceu uma esquina, que, pareceu a Jo particularmente suspeita. Entrou e acrescentou à localização, o estilo das estatuetas de madeira que lá se vendiam, na convicção que tinha acertado.

Dirigiu-se, em francês, ao vendedor que aparecera solícito. Disse--lhe que tinha comprado ali, já há muitos anos, uma estatueta que guardava com grande apreço, e gostava de saber do artista que a tinha esculpido e lha vendera. Respondeu o vendedor, que teria sido possivelmente o pai dele, mas que agora, para além de ter envelhecido, tinha cegado, pelo que já tinha deixado a arte. Acrescentou, apontando com um gesto, que agora devia estar lá para trás, a parte do barracão que servia de habitação. Como Asvall manifestou vontade de o ver, foi buscar o pai e sentou-o à frente do norueguês.

Este recolheu a mão do velho artista na sua, e falou-lhe agora num francês mais pousado e carinhoso. Falou-lhe da estatueta que lhe tinha comprado há muitos anos. Disse-lhe que morava numa cidade muito distante e que a sua estátua estava colocada num lugar de destaque na sala de visitas. Pelo trabalho que fazia recebia em casa muitas pessoas dos mais diversos cantos da Europa. Todos reparavam na beleza daquela madeira esculpida. Acercou-se um pouco mais e acrescentou que gostava que ele soubesse que o seu trabalho tinha sido fonte de prazer durante muitos anos para muita gente.

Pediu-lhe então licença para lhe examinar os olhos. Chamou o filho e disse-lhes que lhe parecia que aquela lesão ocular era reversível através de uma operação relativamente simples, e que, se eles estivessem de acordo, ele poderia dar uma pequena ajuda. O artista, apesar da idade avançada, poderia retomar a sua arte.

Naquela noite, ao jantar, contou o que se tinha passado ao seu anfitrião em Brazaville, o Director da OMS para a Região Africana, e pediu--lhe que visse se era possível que um dos seus colaboradores levasse o velho artista ao Hospital para ser tratado.

Horas mais tarde, no aeroporto de Brazaville, após despedir-se dos seus anfitriões, de regresso a Copenhaga, ainda se dirigiu ao indigitado colaborador do seu colega africano e disse-lhe: "se não se importa, segunda--feira telefono-lhe para saber como correram as coisas no hospital".

Jo Asvall, foi Director Regional da OMS/Europa desde 1984 até 1999. Foi, durante os últimos 20 anos, uma das figuras mais notórias da saúde pública na Europa. Foi capaz de levar a OMS a abandonar a concepção normativa do "planeamento integrado" na saúde, pouco realista face à natureza e complexidade do sistema de saúde. Liderou com sucesso, à custa de muita perseverança e inteligência, a adopção da ideia de "estratégias de saúde baseadas em metas".

Hoje pode dizer-se que teve um sucesso rotundo nesse seu empreendimento.

Mas, nos primeiros anos as dificuldades foram tremendas.

Teve que trabalhar em três frentes: aperfeiçoar a ideia; conduzir uma operação política difícil, destinada a convencer os diferentes Ministérios de Saúde da Europa da importância de uma estratégia de saúde baseada em metas; estabelecer um vasto dispositivo técnico para apoiar a elaboração das metas europeias.

Esta forma de pensar acabou por convergir com importantes correntes de opinião, que promoviam a passagem de abordagens excessivamente viradas para recursos e processos, para outras que privilegiassem muito mais a análise dos resultados.

Era o caso da abordagem de Donabedian no estudo da qualidade nos processos organizacionais (dos recursos aos processos, e daí para os produtos e para os resultados) que estimulou a investigação centrada em resultados (*"outcomes research"*).

Era também o caso do trabalho clássico de Archie Cochrane sobre efectividade e saúde([1]), que inspirou os actuais Centros Cochrane que organizam evidência sobre a eficácia e efectividade das diversas intervenções médicas e dos processos de cuidados de saúde.

Cochrane aderiu muito cedo a estas ideias. Escreveu, que ainda jovem estudante, manifestou-se nas ruas de Londres, nos anos 30 do século passado, com um cartaz que dizia "todo o tratamento eficaz deve ser gratuito".

Actualmente as "estratégia de saúde" que Jo Asvall tão persistentemente promoveu, são ainda o melhor que o "estado da arte" pode oferecer.

Por outras vias, as outras grandes organizações internacionais ou supranacionais, acabaram também por adoptar esta abordagem, quase duas décadas mais tarde. É o caso da Estratégia de Lisboa da União Europeia.

Em 2000, Jo Asvall reformou-se da OMS e passou a dirigir o Centro Dinamarquês para a Investigação das Vítimas de Tortura, em Copenhaga.

DANÇAR PODE FAZER MAL

Nos últimos 20 anos do Século XIX, o espaço simbólico do processo de industrialização não deixa de se adensar. Em Chicago, no 1.º de Maio de 1886, as manifestações operárias e a sua repressão, criam uma nova data de referência. No ano seguinte, funciona o primeiro elevador eléctrico e aparece a primeira máquina fotográfica Kodak. Dois anos depois, conclui-se em Paris a Torre Eiffel, arquétipo gótico, apontando para os céus as ambições da revolução industrial. No ano seguinte, Bismarck é afastado do governo da Alemanha. Em 1891, Michelin apresenta o seu pneu desmontável. Quatro anos depois, os irmão Lumière inventam o cinematógrafo. No ano seguinte, 1886, a reeleição de McKinley para Presidente dos Estados Unidos é vista por alguns como "a vitória definitiva da América industrial e urbana sobre o velho sonho de Jeffersoniano da pequena propriedade rural".

No mesmo ano de 1886, Lopes Vieira, universitário português, escrevia, na sua pequena obra "A Higiene das Famílias": ...os bailes e os teatros e os excessos a que eles expõe. Excessos de toilette, quer no decotado do vestido e no cingido de espartilho, quer no apertado do botim ou do sapato ou no exposto do pescoço dos homens; excessos de excitação dos sentidos, nocivos, sobretudo para os adolescentes, mas sempre perturbadores do sossego do espírito, da regularidade do sono e das horas de comer..."

O que aqui talvez impressione, não são tanto os contrastes que se podem encontrar num mundo que marcha a várias velocidades, as diferentes filosofias de vida que convivem lado a lado, mas sobretudo esta propensão normativa, autoritária e preconceituosa do que são bons comportamentos, que chegou aos nossos dias.

Algumas décadas antes, um outro autor ibérico, e não é que os não houvesse noutro lado, expõe-nos com clareza exemplar, as raízes desta forma de pensar. A obra chamava-se "Elementos de Higiene Pública", e foi publicada em Barcelona em 1847:

"...O higienista público deve dirigir sempre os seus conselhos à Autoridade, pela mesma razão porque a higiene privada se dirige às mães quando se trata de meninos de teta e aos pais quando se trata da educação dos jovens. O governo é o pai, o tutor, o mestre, e o defensor geral, nato e supremo dos povos."

O confronto, o diálogo ou a síntese, entre Quixote, austero e linear, e Pancho, arredondado e conciliador é coisa séria. Suportam-se mal cruzadas moralistas por dá cá aquela palha. Mas tão pouco paga a complacência crónica, de cabeça baixa e ventre arrastado, mesmo quando assume o tom superior ou *o gesto "blasé" da moda*, contraponto a uma sofisticação céptica, ao zelo provinciano, preso a tantos números e factos enfadonhos.

Confundimos com frequência os progressos da técnica, e dos instrumentos que esta põe à nossa disposição, com a expansão do campo de influência da razão. Não é assim tão fácil. Num editorial publicado em finais da década de 90 no *Journal of the American Medical Association (JAMA)*, dedicado às "medicinas alternativas", o autor atribui parcialmente o considerável aumento na utilização de algumas destas práticas *"...a um declínio da crença na relevância do progresso científico na solução dos problemas de cada um...".*

Aqueles que adoptaram profissões, ocupam funções ou pertencem a uma cultura com marcado pendor racionalizador estão, com frequência, pouco preparados para fazer face às fortes reacções contra "os excessos da razão". Estes revelam-se, muitas vezes, como normas com pretensões hegemónicas sobre os nossos comportamentos quotidianos, como são algumas formas de "educação para a saúde", ou aparecem institucionalizadas como práticas estereotipadas, insensíveis a quem procura aquilo que julga precisar, como são certas formas de prestação de cuidados de saúde.

No entanto, os efeitos nocivos para a saúde, fumar, beber álcool em excesso, e ser toxicodependente, são por demais evidentes.

A questão do tabaco é aquela que tem merecido mais atenção. As razões são evidentes. Os seus malefícios estão bem documentados. Faz mal em qualquer dose, desde fumar passivamente o fumo dos outros, até aos vários maços de cigarros por dia, com o pormenor importante de o risco ser proporcional à dose. No Livro Branco Sobre O Tabaco, publicado no Reino Unido em finais da década de 90, estimava-se que *"por cada 1000 jovens de cerca de 20 anos que fumam, um será assassinado, seis morreram de acidentes rodoviários e 250 morreram na meia idade de causas atribuíveis ao tabaco".*

Mais ou menos, também por essa altura, Gro Brundtland, então Directora-Geral da OMS pôs a questão de uma forma particularmente elucidativa: *"O tabaco é o único produto de venda legalizado que, utilizado segundo as especificações do fabricante, mata".*

Quase simultaneamente Jo Asvall como Director da OMS/Europa, escreveu uma carta a todos os Ministros de Saúde da Europa, animando-os a não esmorecer na luta contra o tabaco. Parecia-lhe que a tolerância pessoal, familiar e social para estes factos incontroversos, continuava a ser excessiva, em muitos países da Europa.

Em 2002 foi formalmente adoptada por iniciativa de Brundtland uma convenção internacional: um verdadeiro tratado entre todos os países do globo, contra o tabaco.

A questão do álcool é mais complexa. Principalmente por não ter a mesma relação entre a dose e a resposta ou efeito que tem o tabaco. No mínimo, não se pode dizer que o álcool em pequenas quantidades faça mal. Por outro lado, tem outros pergaminhos históricos na arte de bem viver. O abuso na ingestão de álcool, constitui contudo, um gravíssimo problema de saúde pública.

Há alguns anos, um trabalho financiado pela União Europeia, resumindo a qualidade da evidência disponível sobre a efectividade das acções de promoção de saúde, resumia desta forma, o que se sabia sobre os efeitos do álcool sobre a saúde:

"Os custos dos malefícios sociais (da utilização abusiva do álcool), incluindo a perda de produtividade, podem estimar-se, em diferentes países, como situando-se entre 2% e 5% do PIB; ...Entre 40% e 60% de todas as mortes por traumatismo, acidentais ou não, são atribuíveis ao consumo do álcool; ...uma diminuição (do seu consumo) de cerca de 10%, resultará em 20% de menos mortes masculinas relacionadas com o álcool e 5% de menos mortes violentas, na população europeia.

Marc Danzon que organizou, em 1988, a primeira Conferência Europeia da OMS sobre o Tabaco, contava a história de Mamadou, um jovem de origem argelina em França. Há cerca de 6 anos, num debate organizado nos arredores de Paris, numa espécie de "estados gerais da saúde", com sessões organizadas à periferia pelos Ministério da Saúde de então, um jovem, filho de emigrantes de origem africana, chamou a si todas as atenções da comunicação social. Apesar de ainda adolescente, falou com segurança, alto e bom som, para quem o queria ouvir, e eram muitos. Disse que achava curioso que viessem para ali as autoridades de saúde falar de drogas, pensando neles, os jovens, quando na verdade, era que ali, o problema de saúde mais sério, era o alcoolismo. Mas claro, acrescentava Mamadou, o álcool tinha outra morada, mais respeitável, legalizada, guardada, muito visitada e apreciada. Havia em França, nessa altura, cerca de meio milhão de empregos na indústria do álcool, mas também cerca de dois milhões de pessoas dependentes de bebidas alcoólicas. Mamadou não propunha, naturalmente, a ilegalização do álcool, mas dizia, bem alto, para quem o queria ouvir, e eram bastantes, que os adultos deviam ser um pouco mais sérios com estas coisas.

Ilona Kickbusch, teria cerca de trinta anos quando chegou a Copenhaga e à OMS/Europa.

Alta, cabelo curto e aloirado, andar descontraído, voz tranquila, quase arrastada, mas suave, bem modulada e expressiva, olhos sérios e determinados, veio para trabalhar em temas de educação para a saúde.

Politóloga e socióloga de formação, próxima do activismo do movimento verde na Alemanha, Ilona não era daquele tipo de pessoas que se molda ao papel que lhe é atribuído por outros.

Desde o início viu o seu papel, não como o de desenhar e gerir um programa de educação para a saúde, mas sim, o de questionar os pressupostos com que esta disciplina aborda tradicionalmente as atitudes e comportamentos das pessoas em relação à sua saúde.

Tinha boas razões para se posicionar desta forma.

Desde o início da década de 70, era notório, que a expansão da cardiologia preventiva foi acompanhada, um pouco por todo lado, nas livrarias, rádios e televisões, por bem intencionados de todas as condições. Divulgavam empenhadamente mensagens sobre bons comportamentos: comer com menos gorduras e sal, fazer exercício físico regularmente, não fumar, medir a tensão arterial, e desta forma assegurar mais anos de vida sem limitações penosas([1]).

Apesar de ser solidária e participante activa em tudo que tivesse a ver com a luta contra o tabaco, o álcool e as toxicodependências, a perspectiva de Ilona era mais abrangente e transversal. Havia naturalmente de haver respostas para cada um destes problemas de per si. Mas, por outro lado, eram necessárias estratégias de acção que eram comuns e transversais a todas elas.

Ilona Kickbusch pensava, como alguns mais, que a modificação dos comportamentos pessoais que a medicina preventiva propunha, eram necessários mas não podiam ocorrer como o resultado de uma prescrição exterior, uma receita para cada um aviar consigo próprio, com a finalidade de evitar a doença.

Teriam antes que resultar de um processo de emancipação pessoal, que removesse os obstáculos, interiores e exteriores, que impedissem, que cada um assuma a direcção efectiva do seu desenvolvimento pessoal, e portanto, o da sua saúde. Não se tratava de cirurgia comportamental, amputação de um ou outro mau hábito, mas algo mais abrangente, que reforçasse um estilo e uma filosofia de vida diferente.

A medicina preventiva da época era para Ilona uma expressão do pensamento médico em uso, habituado a intervir sobre as pessoas. Ilona começou a procurar um paradigma mais geral, uma filosofia de acção integradora, que incluísse a "intervenção preventiva" e a "educação para a saúde", como formas de pensar e actuar com indicações específicas, mas também com evidentes limitações.

Alguns antecedentes importantes influenciaram o pensamento de Ilona Kickbusch.

Estas foram as contribuições de Lalonde, Ivan Illich e Knowles, e também os desenvolvimentos do projecto da Karélia do Norte, na Finlândia.

Marc Lalonde incluira, no seu já famoso Relatório, o domínio dos comportamentos, como um dos aspectos fundamentais das políticas de saúde. Nas "estratégias de saúde", que a nível internacional e nacional, se foram formulando a partir daí, os "estilos de vida saudáveis" tinham lugar assegurado.

Em 1975, Ivan Illich, um filósofo e historiador do social, irrompeu com algum estrondo no debate sobre os cuidados de saúde com a sua obra *Medical Nemisis*, onde argumenta sobre a necessidade de "desmedicalizar" os cuidados de saúde. Para Illich, a "medicalização" faz parte de um processo histórico que incapacitou progressivamente o "cidadão comum" de tomar conta da sua própria saúde e que o tornou dependente de uns "serviços" denominados "cuidados de saúde". Sete anos depois (1982), a convite do Royal College of General Practitioners de Inglaterra, Illich fala de "medicalização e cuidados primários" e convida os clínicos gerais ingleses a contribuir para a desmedicalização da sociedade inglesa.

Mackeown publicou em 1979 a obra "The Role of Medicine", que se tornou muito conhecida nos meios académicos. Aí chamou a atenção para o facto de que a tendência para o decréscimo de certas doenças transmissíveis, como por exemplo a tuberculose, o sarampo e a varíola, durante o Século XX, nos países económica e socialmente mais desenvolvidos, iniciou-se antes do advento das vacinas e antibióticos destinadas à sua prevenção e tratamento. Foi a melhoria das condições de vida que desencadearam a "curva descendente", substancialmente acelerada depois com o advento de meios de acção mais eficazes para a saúde pública.

Não é difícil, habitualmente, a um grupo de pessoas com formas de pensar afins, identificar um novo paradigma de acção e caracterizar os seus principais atributos, publicá-lo numa revista da especialidade, para que possa ser conhecido e apreciado por outros.

Agora, ser capaz de fazer que essa forma de pensar seja adoptada como "doutrina oficial" por uma grande organização internacional como é a Organização Mundial da Saúde, e ser portanto subscrita pelo Estados membros que a compõe, não é para toda a gente.

E isto é importante porque estas ideias, quando se integram nas políticas da OMS, acabam por influenciar o trabalho da saúde pública sobre o terreno, mobilizando muitas milhares de pessoas em projectos de saúde diferentes dos habituais.

De facto isso acontece muito raramente. É um desafio muito particular, este de conseguir articular as peças de uma filosofia de saúde, estabelecer e mobilizar as colaborações e alianças indispensáveis, conseguir o reconhecimento necessário, mexer os cordelinhos do poder nas instituições nacionais e internacionais para abrir caminho, divulgar e desenvolver estas ideias.

E no entanto, foi exactamente isso que Ilona Kickbusch fez. Em me-nos de 10 anos, liderou com a inteligência e a determinação que a caracterizam, uma profunda redefinição das concepções da promoção de saúde na Europa e no Mundo. Para isso, ela foi capaz de convencer e seduzir intelectualmente, sempre que isso era possível, ao mesmo tempo que lutou persistentemente, tomou posições impopulares em ambientes hostis, mostrou força nas convicções, foi fria e dura em momentos cruciais.

Ela tinha naturalmente a vantagem de ser uma verdadeira empreendedora da saúde: espírito inovador, visão estratégica, capacidade de comunicação, grande motivação social. Mas, à partida, a estas qualidades, estavam associadas algumas desvantagens.

Dançar Pode Fazer Mal

No princípio dos anos 80, os quadros técnicos da OMS caíam bem no seguinte "perfil-tipo": homem, médico, casado, por volta dos 50 anos de idade. Ilona era exactamente o oposto desta fotografia: mulher, não-médica, solteira, por volta dos trinta anos.

Podia dizer-se que este tipo de diferenças até poderia ter graça. Sim, mas desde que a "pequena" não dissesse que aquilo que os seniores diziam, não era bem assim. Melhor, que não era nada assim. E o que, de facto, a jovem alemã andava a fazer, era mudar a ordem estabelecida nos paradigmas de acção da saúde pública.

E havia confrontos verbais, que não ultrapassando os limites do aceitável, exigiam da minoria provocadora, grande coragem. Aliás, não há boa liderança, mesmo no campo das ideias, sem coerência e coragem.

Ainda no princípio da "guerra", confidenciou aos amigos, que resolveu que ia ter um filho como mãe solteira, sem outros compromissos. No "campo da guerra", foram mais umas achas para a fogueira. Os amigos mais cautelosos, pensavam que mais achas não eram precisas. No entanto, uma vez grávida, resolveu que queria ter o filho em casa, eventualmente com o apoio de uma parteira. E assim nasceu Julian. O campo adversário sentiu confirmadas as suas suspeitas sobre a natureza tendencialmente marginal daquelas ideias. Enganou-se.

Julian tem agora 21 anos de idade e estuda Relações Internacionais numa Universidade em Long Island, Nova Iorque.

Ilona teve a boa fortuna de ter Jo Asvall como director. Homem, médico, com mais de 50 anos, Jo fazia bem a ponte entre os vários campos. Apoiou-a desde o início, e tinha por ela, obviamente muito apreço. Apesar de seguramente lhe terem chamado a atenção para os riscos que vêm sempre para quem escolhe colaboradores que professam a não conformidade, deu-lhe todo o espaço para crescer. Outro, menos inspirado ou mais cuidadoso e conservador, não o teria feito.

No início dos anos oitenta Ilona Kickbusch, não era a única pessoa que pensava que era necessário actualizar, reformular ou reinventar, aquilo que se entendia por promoção da saúde. Mas ninguém como ela entendeu que isso para ser feito, teria que ter lugar no plano das ideias e das suas consequências nas políticas de saúde, mas também, e ao mesmo tempo, no plano das iniciativas concretas no terreno do tangível.

No plano das ideias e das políticas de saúde, Kickbusch concebeu e liderou a realização da Conferência Internacional de Ottawa, em 1996.

No plano da acção concreta no terreno, Ilona lançou dois grandes projectos europeus de promoção de saúde – a rede europeia das "cidades saudáveis" e a "rede europeia das escolas promotoras de saúde".

Algumas das pessoas que tinham começado a repensar a promoção da saúde, coincidiram em Toronto, na Primavera de 1983. Quiseram comemorar os 10 anos do Relatório Lalonde, e ao mesmo tempo, alimentando a mesma veia inovadora, entregar-se a um exercício, até aí pouco comum – olhar para a "saúde da cidade".

Alguns meses mais tarde, em Cardiff, onde nessa altura estava em desenvolvimento o projecto *"Heart Beat Wales"* (inspirado parcialmente no projecto da Karélia do Norte, na Finlândia), que tinha como objectivo fazer qualquer coisa para fazer face à alta prevalência da doença cardíaca no país de Gales, Ilona quis saber a opinião dos presentes sobre a possibilidade de interessar cidades Europeias numa iniciativa similar à de Toronto – com uma diferença importante: não se trataria de fazê-lo em várias cidades, independentemente umas das outras, mas antes "convocar" cidades Europeias a cooperar entre si na promoção da saúde das suas populações.

Entretanto, por volta de 1983, na ARS de Lisboa da altura([2]), começou a haver a percepção que não podíamos limitar a nossa atenção ao desenvolvimento dos cuidados de saúde primários. Era indispensável potenciar uma "rede de proximidade" na promoção e protecção da saúde das populações, que articulasse as contribuições dos serviços de saúde, da acção social e das iniciativas autárquicas. Assim, foi possível obter o acordo do Presidente da Câmara Municipal de Lisboa e do Provedor da Santa Casa da Misericórdia para o projecto "Saúde em Lisboa", coordenado conjuntamente pelas três instituições. A ideia era essencialmente a de promover a colaboração destas três instituições para realizar objectivos concretos para a melhoria da saúde na cidade de Lisboa – o primeiro Encontro "Saúde em Lisboa" teve lugar em 1984 no teatro Maria Matos.

Quando os participantes da reunião de Cardiff souberam que em Lisboa estava em curso já um projecto "Saúde em Lisboa", foi decidido fazer na capital portuguesa a reunião de lançamento daquilo que viria a ser um dos principais programas de saúde na Europa, no último quartel do século que há pouco terminou. Esta reunião teve lugar no dia seguinte do II Encontro "Saúde em Lisboa", em princípios de 1985.

A reunião de Lisboa aprofundou as ideias sobre o que poderia ser uma rede europeia de "cidades saudáveis".

Havia que interessar os governos da cidades europeias para a promoção da saúde. Para isso não valia o discurso moralista do "devem" promover a saúde das populações das vossas cidades, até porque em grande parte dos países Europeus, a saúde não era vista como uma competência municipal. Pelo contrário, o que o projecto das cidades saudáveis pedia aos agentes da saúde pública, era que tornassem a agenda da saúde, sedutora para os governos municipais. Para isso, teriam que apreender a linguagem da política – como apresentar um bom programa de promoção de saúde que fosse ao mesmo tempo uma mais-valia para as políticas locais.

Para essa cooperação ser frutífera, aprendeu-se rapidamente que era necessário transferir a "propriedade das ideias" dos técnicos de saúde para os líderes políticos da cidade. Poderia doer um pouco, mas esta era a única forma de pôr rodas em boas ideias que implicam acção política para a sua concretização. Alguém inventou o "táxi-documento", como aquele que é suficientemente conciso e atraente, que permite apresentá-lo e atrair a atenção de um político no decurso de uma viagem de táxi.

Era naturalmente indispensável cuidar em articular a visibilidade inicial, que os políticos municipais não podem deixar de apreciar, com resultados concretos a curto e médio prazo, indispensáveis para não tornar tudo isto numa troca de pequenas conveniências.

Esta nunca foi uma questão fácil. Para fazer parte deste projecto, o governo da cidade teria que demonstrar que tinha ideias e capacidade operacional para as transformar em acção concreta, e para o feito mobilizar os mais diversos sectores da cidade. Teria que mostrar ter vontade de investir em recursos humanos e financeiros para esta finalidade (*"put your money where your mouth is"*), e disponibilidade para estimular a constituição de redes nacionais de cidades saudáveis.

Assim nasceu a "rede europeia de cidades saudáveis".

Na primeira fase do projecto, entre 1987 e 1992, 35 cidades participaram na rede. Quase duas décadas depois, mais de 1000 cidades e vilas, distribuídas por cerca de 30 países europeus, têm feito parte deste projecto[3]. A ideia da rede de cidades saudáveis teve impacto noutros continentes.

Quando em conferência de imprensa, jornalistas que não tinham tido contacto anterior com a rede, perguntavam, "são estas as cidades mais saudáveis da Europa", a resposta era invariavelmente "não". Estas eram antes as cidades que mais clara e objectivamente tinham assumido o compromisso de se tornarem cidades mais saudáveis. Esta é uma diferença substancial.

Tomando partido daquilo que foi o sucesso do lançamento do projecto das cidades saudáveis, Ilona Kickbusch persuadiu a então CEE e o Conselho da Europa a aderirem em conjunto com a OMS a um novo projecto – a rede europeia das escolas promotoras de saúde. Não se tratava de tirar partido da escola para, de certa forma oportunistamente, realizar os objectivos da saúde. Trata-se antes de fazer com que aqueles que coincidem na escola – alunos, pais e professores – possam ver a escola no conjunto das suas potencialidades e atribuições, como um meio-ambiente específico, de fortes interacções pessoais, onde se moldam importantes dimensões do desenvolvimento humano. Da promoção da saúde, aos princípios de cidadania, é possível imaginar um amplo processo de aprendizagem que relaciona e potencia os objectivos mais circunscritos e fundamentais do conhecimento e da progressão académica.

Cerca de 10% das crianças têm asma brônquica. As crianças podem ser ensinadas a medir o seu débito expiratório, e observar como ele diminui, com as circunstâncias que antecedem um ataque de asma. Os pais, mas também os professores e colegas, podem participar e potenciar essa aprendizagem. Esta permite evitar o episódio agudo de asma, mas também pode fazer parte de uma outra aprendizagem, activa, prática e partilhada sobre a forma como funciona o corpo humano, sobre as causas das doenças, a acção dos medicamentos, os custos destes e os mecanismos que os determinam. A propósito de uma doença conhecida, é possível estabelecer a ligação, fazer o vai-vém entre o indivíduo e no seu espaço local e os factores nacionais, europeus ou globais que o influenciam.

Casos esporádicos de meningite lançam o pânico nas escolas. Esta é uma boa oportunidade para aprender alguma coisa sobre modelos de gestão de crises, com surtos de emoções fortes e as pautas de racionalidade que os procuram enquadrar. Num mundo de crises anunciadas, esta é uma aprendizagem valiosa.

Em 2003, a rede das escolas promotoras de saúde estendia-se a 25 países. Em Portugal cerca de um terço da população escolar pré-universitária tem a possibilidade de beneficiar desta rede. Desde 1998(4), para assegurar o bom andamento do projecto, o seu coordenador têm uma dupla tutela – responde simultaneamente aos Ministros da Educação e da Saúde.

O significado de projectos como o das cidades ou o das escolas, parece óbvio. A sua filosofia fundamental aplica-se a qualquer meio-ambiente específico – os "settings" na literatura anglo-saxónica.

Significou uma outra forma de governo dos espaços públicos em geral. Quer dizer, que uma cidade não é o somatório de espaços de construção, acessos, lugares de trabalho e de lazer, por mais importantes que estes departamentos sejam para a administração do território urbano. A cidade decorre da forma como estas questões e as suas interacções afectam a qualidade da vida das pessoas.

A Escola não é também o somatório de professores, alunos, encarregados de educação, salas de aulas e computadores, pautas de admissão, faltas, e aproveitamento escolar. A escola proporciona também um enquadramento para o desenvolvimento de todos os que aí convergem, um aprofundamento das relações de uns com os outros, que se prolonga na ideia de aprender ao longo da vida. A escola necessita antes de mais de um governo democrático, que responda transparentemente às outras representações dos interesses da comunidade.

O próprio hospital que foi pensado como o local onde médicos, enfermeiros e outros técnicos, tratam dos doentes que lá vão ter, pode ser visto também como uma pequena cidade que necessita de um "governo da cidade".

Por alguma razão, Ilona Kickbusch depois de ocupar os mais influentes cargos na estrutura de direcção da OMS, acabou por ser convidada para dirigir o programa de *"Global Health Governance"* da Escola de Saúde Pública da Universidade de Yale, em Nova Iorque.

A Conferência de Ottawa em 1986 serviu para adoptar uma concepção abrangente de "promoção de saúde" que sustentava teórica e politicamente este tipo de acção local.

A promoção da saúde era definida como o processo, através do qual as pessoas ganham o controlo da sua própria saúde, com a intenção de a melhorar. Para que isso tenha lugar, diz a "Declaração de Ottawa": são necessárias "políticas públicas" viradas para a promoção da saúde, um meio ambiente físico e social que sustente vidas saudáveis, iniciativas de promoção da saúde no espaço local, a aquisição por parte das pessoas de competências próprias dos processos de promoção de saúde, e serviços de saúde mais sensibilizados para esta filosofia de acção.

Apesar do longo caminho percorrido, desde os preconceitos do "dançar faz mal" e outros parecidos, os notáveis progressos no pensamento da promoção da saúde, ainda não chegaram aos orçamentos da saúde. E era importante para a democratização desta, que chegassem. Uma parte importante do dinheiro que se põe nos orçamentos da saúde é investimento no bem-estar das pessoas. As repercussões económicas desse bem-estar são bem conhecidas. Não faz sentido continuar na coluna de investimentos dos orçamentos, só coisas como "obras" e equipamentos.

Aqui a heterodoxia é seguramente uma virtude. Para além de explicitar os investimentos em saúde, seria igualmente clarificador codificar os orçamentos da saúde de uma outra forma: "gastos administrativos" – uns serão absolutamente necessários para pôr a funcionar os investimentos, outros são desperdícios burocráticos; "gastos éticos" – financiam cuidados de saúde em todas aquelas circunstâncias em que se trata de salvaguardar a dignidade humana, sem ter em mente qualquer produção de saúde; "gastos políticos"– aqueles que não são necessários em termos de saúde, mas que asseguram a paz social necessária para um processo de mudança ou, em contraposição, que asseguram o status-quo; "gastos tecnicamente inúteis"– são baseados em hábitos, tradições e outras razões, mas não têm suporte ou evidência científica quanto aos seus efeitos benéficos.

Os investimentos em saúde priorizam-se, os gastos, éticos assumem-se, os outros minimizam-se.

Para que o sistema de saúde funcione na direcção certa, os componentes desta fórmula de "investimentos e gastos", terão que ser explicitados, ponderados e negociados em todos os níveis de decisão. Não é possível fazê-lo centralmente através de um orçamento que habitualmente não faz muito mais do que tentar antecipar aquilo que cada um dos serviços de saúde vai gastar no próximo ano.

Não é fácil imaginar, sem ter experimentado, um dia soalheiro de Janeiro, a caminho do Monte Parnassus. Azul turquesa no mar, azul luminoso no céu. Branco das nuvens que rodeiam a neve branca que cobre os cumes do Monte.

Delfos, aparece aí ao meio da subida. É a cidade mítica de Apolo e dos oráculos, que, na Grécia antiga, ninguém destinado a coisas importantes deixava de consultar. Nos vales, rios de oliveiras descem serenamente em direcção ao mar.

Vários grupos de visitantes percorriam as ruínas da Delfos antiga. Um dos guardas do museu, homem de meia idade, aproxima-se de um dos visitantes, que era obviamente estrangeiro, mas que ainda assim conseguia comunicar na língua indígena.

Perguntou-lhe donde vinha e o que fazia, e o visitante respondeu que vinha de muito longe e era médico.

O guarda foi dar uma volta e cerca de dez minutos depois voltou. Perguntou ao visitante se seria possível terem uma breve conversa sobre um assunto que o preocupava. Disse-lhe então que, ultimamente, não tinha andado muito bem de saúde. Há dois anos tinham-no operado ao estômago, agora, a semana passada, tinha ido ao médico outra vez, e este tinha-lhe diagnosticado diabetes. Era uma maçada, não só pela doença, mas pelo tratamento que lhe tinham dado. Eram uns comprimidos, mas quando perguntou ao médico quantos era preciso tomar, este tinha-lhe respondido de uma forma deveras preocupante. Tinha-lhe dito que eram para sempre. Esta parecia-lhe uma ideia absurda. Era a primeira vez que lhe falavam de comprimidos para sempre. E aquilo que queria perguntar ao visitante, como médico, ele que vinha de um país distante, seguramente muito mais desenvolvido, era se ele conhecia um remédio melhor, assim por exemplo, uma injecção que se pudesse tomar, para aí, uma meia dúzia de vezes e pronto.

Ao visitante custou desiludi-lo, mas o facto é que para a condição dele, tais injecções não existiam.

O guarda afastou-se de novo. Estavam os visitantes já em vias de deixar o local, quando ele apareceu outra vez e pediu mais uns breves momentos de atenção. Perguntou ao visitante se tinha gostado de Delfos e se pensava em regressar. Este respondeu que sim à primeira pergunta e provavelmente à segunda.

Então, o guarda aproximou-se um pouco mais, e quase timidamente, perguntou ainda.

– "Se tornar a visitar Delfos e entretanto lá na terra onde trabalha descobrirem um remédio como aquele que falámos, era capaz de me fazer o favor de o trazer?

O visitante respondeu, também timidamente, que sim. Se essa descoberta tivesse lugar e ele voltasse, satisfazia-lhe o pedido.

Tinham-se afastado, não mais de cinco passos, quando o guarda se aproximou de novo:

– "E se não voltar a Delfos e acabarem mesmo por inventar o meu remédio, é capaz de mo mandar ao cuidado do museu de Delfos?

Definitivamente, as respostas aos problemas deste homem não estavam nele ou nas pessoas que o rodeavam e com quem ele convivia.

Elas tinham que vir de fora. De um lugar distante.

Do país das maravilhas.

O ROSTO E A MÁSCARA

Era uma escola difícil aquela, num bairro de Lisboa, daqueles datados de umas décadas antes da República, de pessoas envelhecendo, com poucas posses, nas casas mais antigas.

A pequena equipa de saúde escolar do Centro de Saúde, com o apoio da equipa de Centro de Saúde Mental Infantil, levava uma cruz ao tentar estabelecer uma relação de trabalho mais eficaz com as professoras da Escola. Sendo todas pessoas de certa idade, era-lhes compreensivelmente difícil adoptar novos métodos já à porta da reforma. Um dia, houve novidade. A Escola contratou um novo professor – jovem, interessado, motivado e disponível para colaborar. Passaram-se meses de trabalho entusiástico. Subitamente, num fim de tarde, a equipa de saúde escolar que acompanhava aquela instituição, chega derrotada ao Centro de Saúde. Tinham estado com alguns pais das crianças da escola que acompanhavam – a verdade veio ao de cima. Afinal o novo professor não era nada do que queria aparentar. Muito pelo contrário. Chegava tarde, era impaciente, às vezes duramente repressivo, não fazia nada do que dizia querer fazer.

– "Amanhã vamos ter uma conversa a sério com ele".

Felizmente no dia seguinte viria a equipa do centro de saúde mental infantil.

Era também o dia em que habitualmente vinha o Dr. João dos Santos.

João dos Santos, teria nessa altura cerca de 64 anos. Nasceu em Lisboa, aos Anjos, em 1913 e Lisboa foi sempre a sua cidade. O pai era republicano convicto, entusiasta pela natureza (ensinou-o a gostar de qualquer espécie de tempo), e pelos desportos não competitivos, esperantista, alfaiate de profissão, estabelecido por conta próprio. Quando o filho entrou para a escola primária, inscreve-o no Lisboa Ginásio Clube de Lisboa, para escândalo de alguns.

Licencia-se em Medicina em 1939, não sem três anos antes se ter igualmente licenciado em Educação Física. Começa imediatamente a sua preparação em psiquiatria. É admitido como 1.º assistente do Hospital Júlio de Matos. Entretanto, em 1945 participa numa reunião do Movimento de Unidade Democrática e subscreve um documento, pedindo eleições livres. Em consequência, é demitido do seu lugar de médico hospitalar pelo Governo da Nação. Proibiu-se-lhe a entrada nos hospitais portugueses "mesmo que de passagem".

Resolve partir para Paris, em 1946, onde permanece até 1950. Aí investiga, serve e ensina no seio de importantes expoentes da psiquiatria francesa. Aprofunda o seu interesse pela saúde da criança. Faz psicanálise com Serge Lebovici. Este tinha feito a sua análise com Maria Bonaparte, que por sua vez foi analisanda de Freud. Sentia que ainda estava "...relativamente próximo do Mestre". Para ele, psicanálise era alguma coisa, como ajudar alguém a reencontrar a criança que trazia dentro de si. Mais de 20 anos após esta experiência francesa, em 1973, com dois colegas de profissão funda a Sociedade Portuguesa de Psicanálise.

Dois anos depois de voltar a Lisboa, desenvolveu com a enfermeira Rosélia Ramos, a "Secção de Higiene Mental do Centro de Assistência Materno-Infantil Sofia Abecassis". A ideia era nova, e teve logo os seus críticos. A intenção era não esperar pela idade escolar para compreender e intervir sobre as perturbações do comportamento das crianças, como se fazia até aí, mas conhecer a mãe desde a gravidez, em conjunto com a família e os técnicos de saúde que com ela se relacionavam, e acompanhá-la pela infância fora até à Escola. Esta concepção pioneira foi curiosamente pensada e ensaiada simultânea e independentemente em Lisboa por João dos Santos e em S. Paulo, pelo psiquiatra brasileiro Mário Yhan. Doze anos mais tarde (1964) adoptará a mesma abordagem no Centro de Assistência Materno-Infantil José Domingos Barreiros, outra instituição particular de natureza benemérita.

Era aquele mesmo João dos Santos, que 25 anos depois subia a escadaria estreita do Centro de Saúde Sofia Abecassis para ouvir, discutir, aprender e ensinar sobre as crianças do "nosso bairro". Homem de estatura meã, talvez um pouco menos, de cabelo negro ainda espesso, bigode com algumas brancas visíveis, aspecto algo circunspecto, pelo menos para aqueles que não privavam muito de perto com ele.

O que tinha até então feito pela saúde da criança portuguesa, era quase inverosímil, mesmo se nos ativermos a parte da sua obra.

O Rosto e a Mascara

Para compreender melhor as perturbações das crianças na escola, o insucesso escolar e os seus determinantes, funda os centros psico-pedagógicos na Voz Operária e no Colégio Moderno de João Soares (1953). No ano seguinte, funda um colégio particular, com fins semelhantes.

Três anos depois, a sua preocupação pela saúde dos invisuais (mas também dos amblíopes e dos estrábicos), faz com que anime, com outros, como sempre, a Liga da Profilaxia da Cegueira e funda, com um oftalmologista de quem era muito próximo, o Centro Infantil Helen Keller (1956) com a ajuda da Fundação Gulbenkian e a de Azeredo Perdigão, muito atento às coisas importantes.

No mesmo ano ainda tem energias suficientes para olhar pelos deficientes motores, lançando a Liga Portuguesa dos Deficientes Motores, movimento de gente interessada que irá promover a criação do Centro de Paralisia Cerebral, em 1958. No ano seguinte, 1959, é a vez da surdez – participa na criação da Associação Portuguesa de Surdos. Um dia, tinha comprado num alfarrabista da Rua do Mundo, as obras completas de Diderot e leu a carta sobre os cegos e a carta sobre os surdos. Não se esqueceu. Isto foi antes de conhecer os seus parceiros de aventura nestes domínios.

Em 1968 participa na criação da Liga Portuguesa Contra a Epilepsia.

Para João dos Santos e para aqueles, muitos que participaram nestas iniciativas, para ajudar as crianças de uma forma contínua e consistente, era também necessário fazer participar a família, os professores, os técnicos de saúde e a comunidade, onde todos eles se inserem. Mas não bastava a vontade, mesmo que partilhada, de fazer. Entendia João dos Santos, que foram as suas próprias dificuldades em adaptar-se à aprendizagem da leitura e da escrita na escola e a dura disciplina a que se submeteu para superá-las, que o prepararam para "aguentar uma carreira pública" na qual teve que gastar cerca de um terço do seu tempo "na maquis da papelada" para poder criar as organizações de serviços que julgava necessárias.

Na sala de reuniões do Centro de Saúde, a equipa que acompanhava a escola em causa, acabava de apresentar o caso. Fez-se um breve silêncio e automaticamente todos os olhares convergiram para João dos Santos. Este começou a falar como para si próprio, muito pausadamente.

Tinha entendido que a intenção da equipa era, na primeira ocasião, tirar tudo a limpo com o professor. Esclarecer tudo. Saber porque é que as tinha enganado, apresentando-se como de facto não era, defraudando as expectativas que ele próprio tinha criado.

Pareceu a alguns, que João dos Santos teria murmurado, então, de si para si, qualquer coisa como "hum, ele bate nas crianças, nós batemos nele....". Mas deve ter sido só impressão.

O que ele disse, de forma muito pausada, como que para si falasse, mas agora de forma claramente audível, foi o seguinte.

Todos nós temos um rosto e uma máscara. A máscara é aquilo que temos posto quando nos apresentamos a alguém. O rosto é aquilo que somos. A máscara é uma versão retocada e sempre melhorada do rosto: mais inteligente, mais generosa, mais prestável, mais dedicada, mais capaz. Mas o mais interessante, e também o mais útil, é o facto de todos querermos ser como as nossas máscaras. Se isso é de facto assim, o que há a fazer é ajudarmos cada um a empreender esse trajecto entre o rosto e a máscara. Tirar a máscara, desnudar o rosto, interrompe a relação, torna-a impossível. É precisamente no espaço entre a cara e a máscara, que é possível trabalhar com as pessoas.

João do Santos era um homem de um rosto e várias máscaras.

Como observa David Mourão-Ferreira, no prefácio de "O Rosto e as Máscaras", quando reflecte sobre os heterónimos de Pessoa([1]) – Alberto Caeiro, na arte de ser, Álvaro de Campos, na arte de sentir, e Ricardo Reis, na arte de viver –, estas máscaras muito para além do seu aparente monólogo, não param de dialogar entre si, num plano mais profundo. Um diálogo pleno de tensões e contradições.

Segundo Mourão-Ferreira, as máscaras de Pessoa polarizam "na sua personalidade e na sua obra, algumas das tendências mais contraditórias da modernidade".

Em João dos Santos, médico, pedagogo e empreendedor social, parecia que o diálogo profundo entre estas várias expressões do seu talento, teria sido aparentemente harmonizado por uma ideia predominante e apaziguadora – fazer coisas que ajudassem a proteger a criança, para que ela crescesse saudavelmente.

João dos Santos deixava nos interlocutores a impressão de que era uma daquelas pessoas relativamente invulgares que ouvem mais do que falam. E no entanto, João dos Santos era um conversador inesquecível. Falava pausadamente, como se cada nova frase destilasse alguma coisa de novo da sua vasta experiência. Falava com simplicidade de coisas muito complexas. Mas não presumia que tinha chegado a lado algum. Antes, sentia-se que continuava em movimento. Teorizava sempre a partir de histórias vividas, que pareciam precipitar-se da memória, sem esforço, a propósito de uma ou outra questão. O seu discurso era simples e genuíno. Uma das lições que o mestre transmitia com mais frequência era a da autenticidade.

A criança, dizia, aceita uma reprimenda ou castigo e incorpora-o no seu processo de aprendizagem e desenvolvimento, se ele for espontâneo, autêntico, momentaneamente justo. Aceita-o muito menos, se ele for friamente elaborado, sistematicamente pensado e executado, deferido no tempo.

Interessava-se particularmente pela questão da intimidade. Se quisermos cultivar o respeito pela intimidade dos outros, talvez uma boa forma de começar, poderá ser aprender a respeitar a intimidade da criança.

Na fotobiografia "João dos Santos – O Prazer de Existir"([2]), uma das suas colaboradoras escreveu, que "João dos Santos teve um sonho, sonhou que haveria uma educação protectora do desenvolvimento da criança que respeitasse a sua intimidade e (citando João dos Santos) as coisas secretas que fabricam dentro delas".

Ao pensamento elaborado de João dos Santos, correspondia uma linguagem aparentemente simples. Esta simplicidade também é patente quando escrevia. Ele não era um homem de muita escrita. A sua capacidade de comunicação oral, e comunicação, era o que ele procurava, tornou-se publicamente patente em dois programas radiofónicos que fez com os nomes sugestivos: "Se não sabe, porque é que pergunta" e "Eu agora quero ir-me embora", editados mais tarde em livro:

"Há certas coisas que se fazem em silêncio, que se fazem na intimidade e que portanto criam a vida mental. E até de certa maneira, a forma do corpo a maneira de estar ... tem a ver com a consciência do próprio corpo ... toda a vida mental se processa através de emoções muito profundas, que dizem respeito à curiosidade da criança pelos outros e à curiosidade dos outros pela criança. E a partir disso a criança tem a necessidade de criar algo que substitua a realidade nua e crua das coisas ... alguma coisa que tem de ser no campo do imaginário..."

"Em cada cultura há na vida dos adultos alguma coisa que as crianças não tem acesso ... há sempre alguma coisa que tem que ficar secreta. Isto ajuda a criança a ter a sua própria intimidade ... criar um mundo interior que é muito baseado no segredo ... não há música sem silêncio".

João dos Santos foi o 1.º director do Centro de Saúde Mental Infantil, quando este foi criado em 1965. Havia que preparar pedopsiquiatras e situá-los mais próximo da comunidade. Era necessário preparar novas gerações destes especialistas, capazes de o fazer melhor.

João dos Santos, homem da saúde pública, não podia deixar de prestar atenção às políticas de saúde do país. Sobre matéria, que se presta tanto ao lugar comum, ele foi como seria de esperar, particularmente perspicaz ao ver na inconstância e incoerência das políticas de saúde, não só a pressão do curto prazo, mas também "a falta de elaboração e linguagem adequada". Falava da cultura política do país, não simplesmente de pessoas, ou de episódios de circunstância.

Já no ocaso da sua extraordinária carreira profissional, em 1975, dois anos antes do episódio que se descreve no Sofia Abecassis, funda a Casa da Praia, na Travessa da Praia, à Junqueira. Como o próprio explica, chamou-se "casa" porque esta sugere família, lar, mãe. É um externato de "pedagogia terapêutica". Aí tratam-se meninos tristes, que têm dificuldade em aprender.

Possivelmente o que fez de João dos Santos uma personalidade quase única, foi a sua capacidade de aproximar e olhar em conjunto, diversas visões do mundo em que vivia: articulava o conhecimento à acção, ele ensinava que se aprendia fazendo, experimentando, analisando, corrigindo, comunicando; especializou-se em perscrutar a vida interior de cada indivíduo, enquanto realidade singular, mas nunca perdeu de vista o meio onde o indivíduo se insere, a necessidade de organizar a acção colectiva e cultivar espaços de participação para melhorar a saúde da comunidade; tinha uma sólida concepção de saúde pública; conseguia como poucos, articular as intimidades interiores, com a festa dos relacionamentos exteriores.

Detinha uma concepção muito clara do que era Saúde Pública e fê-la Saúde Pública, como poucos.

João dos Santos via a criança em nós.

Sigmund Freud escreveu sobre o grande Leonardo da Vinci[3], dizendo que todos os grandes homens conservavam alguma coisa de criança toda a vida. Leonardo mesmo em adulto, continuou a brincar, razão porque se "mostrou frequentemente misterioso e incompreensível aos olhos dos seus contemporâneos". Len Duhl, psiquiatra e professor de Saúde Pública em Berkeley, como Reuel Stallones, e que fez parte do núcleo duro que acompanhou Ilona Kickbush na concepção e lançamento da rede europeia de cidades saudáveis, falava dos que viam a importância de repor no adulto aquela pequena luz no olhar, que se apaga quando um jovem perde a inocência dos primeiros anos.

João dos Santos morreu, em Lisboa, na Primavera de 1987. Tinha 74 anos de idade.

Como ele próprio dizia, só se morre, quando morre a última pessoa que nos conheceu.

HOMENS DE INCORRIGÍVEL ESPERANÇA

Existe um mundo tangível e próximo, com cor, ruído e cheiro, onde experimentamos emoções e sentimentos, e nos relacionamos com aqueles que configuram o nosso espaço local. É o nosso mundo de proximidade.

E depois existe um outro mundo, distante e de contornos indefinidos, pelo menos, para a maior parte das pessoas, onde se agrupam e reagrupam, ideias e conhecimento, decisões políticas, fluxos financeiros, mensagens e visões mediáticas.

Pressente-se, porque é demasiado complexo para pensá-lo com clareza, que o exercício das várias dimensões da cidadania a que aspiramos, não se pode fazer sem encontrar alguma forma de relacionar estes dois universos.

Como fazê-lo?

Desenhar um veículo especialmente dotado para fazer um vai-vém contínuo entre eles? Espreitar as oportunidades que aparecem para projectar para territórios mais distantes os laços de identidade e de pertença que fomos cerzindo no nosso espaço local?

Compor uma construção alegórica que faça a síntese entre o local e o global, entre o particular e o geral, que dê conteúdo real a fórmulas simples, como "pensar globalmente, agir localmente"?

Na Galiza pessoas das profissões da saúde e muitas outras, organizam-se para percorrerem, uma vez por ano, um trajecto pré-seleccionado do "Caminho de Santiago". Dizem que esta experiência os ajuda a dar sentido às experiências do quotidiano. Uns fazem-no no contexto das suas crenças religiosas. Outros, buscam nesta experiência uma filosofia de vida, um enquadramento mais amplo para o que acontece no dia-a-dia. Alguns referem que, por vezes, no calor das emoções desencadeadas pelas pequenas coisas da vida pessoal ou profissional, basta relembrar a experiência do Caminho para ver as coisas de outra forma.

E que experiência é esta?

O Caminho tornou-se uma via de intensa peregrinação, convergindo para o túmulo de S. Tiago, principalmente no decurso da Idade Média, com a cristandade da Europa mais Ocidental fortemente ameaçada pelo avanço dos Muçulmanos, vindos do Sul.

O calcorrear físico das estradas do Caminho foi, aos poucos, adquirindo outros significados. Passou a ser também um trajecto: do princípio para o fim, do nascente da vida para o seu poente, do mundo conhecido para "finisterra", nas falésias de um Atlântico desconhecido. O trajecto de uma pessoa, um trajecto de um conjunto das pessoas. Mas não se tratava tão-somente de percorrer o trajecto. Havia também que pensá-lo. Pensar, não só no significado de um troço ou de uma paragem do Caminho, mas no conjunto do trajecto.

No ano de 2004, o Caminho, foi ele próprio, galardoado com o Prémio Príncipe das Astúrias da Concórdia, pelo seu papel como "símbolo da fraternidade e vertebração de uma consciência Europeia". Suso de Toro, que nesse mesmo ano, foi também premiado pela melhor novela publicada em Espanha no ano transacto, foi convidado pelo *El País* a pôr em papel de jornal a sua visão, essencialmente laica, mas não destituída de espiritualidade e mistério, do significado do Caminho.

"La modernidad fabricó gente optimista que descree del pasado y confía en el futuro ... pero ahí están todos esos caminantes escarneciendo sus cuerpos: van a rendir respeto a una tumba... El Camino permite a quien peregrina detener su cabeza vertiginosa, reconstruir su centro y hacer un examen de su vida, un análisis. ....(El Camino) no sólo saca a la gente de su vida actual haciéndola descansar de si mismo, sino la traslada a un plano mítico. ... experimentan vivencias para las que no tienen palabras, pues los contemporáneos, o si prefieren los agnósticos, no tenemos palabras para decir lo extraordinario, lo cercano al milagro ... vivencias que tienen a ver con la elaboración de nuestro mundo interno y también con la experiencia que el mundo esta vivo y de que nosotros estamos dentro de el y le pertenecemos..."

Suso de Toro, nascido em Santiago de Compostela em meados do Século passado, é um escritor visceralmente galego.

Outra forma de procurar ligar o mundo de proximidade com um universo mais distante, é aprender a fazê-lo empiricamente, como aprendizes de um novo ofício, a arte de ligar estes dois mundos, com aqueles que já o fizeram à sua maneira.

João dos Santos fê-lo à sua maneira. Enquanto nos finais dos anos 70, já numa fase avançada da sua extraordinária vida profissional, vinha ao Sofia Abecassis e a muitos outros sítios, por essa sua cidade fora, a ajudar a compreender as pessoas por dentro, Julian Tudor Hart, chegava a Lisboa, como parte de um grupo de clínicos gerais britânicos, que aqui vinham com a intenção de promover o lançamento da medicina de clínica-geral no país.

João dos Santos e Tudor Hart nunca se conheceram. Ambos teriam gostado que isso tivesse acontecido. E no entanto, era difícil imaginar duas pessoas com comportamentos mais distintos. João dos Santos, sendo um homem muito activo, era visto ao mesmo tempo como a imagem de uma pessoa que reflecte, analisa e pondera continuamente.

Julian impressionava pelo seu carácter extrovertido, apaixonado e polémico bem enquadrado por uma magnífica barba ruiva. Falava melhor do que ouvia, escrevia frequentemente e bem, com o indisfarçável fervor de um militante de ideias.

Este grupo de clínicos-gerais visitantes, que Tudor Hart integrava, era liderado por John Horder, Presidente da Associação Inglesa de Clínicos-Gerais, se é justo traduzir assim, o "Royal College".

Horder era um homem distinto e sofisticado no pensamento e nas maneiras. Clínico-geral prestigiado, pintava em aguarela, imagens várias da sede londrina do Royal College of General Practice e dos jardins que a rodeiam, fotografava o que pintava, colava a fotografia numa tira de cartolina, e mandava-a aos amigos, pelo Natal, com os desejos de Boas-Festas. Mas o que constituía um prazer muito especial para este inglês de rosto mais pálido que o habitual, cabelo a escassear e óculos "cortados", cortês e ponderado como poucos, era poder tocar órgão nas catedrais que visitava. Aí adivinhavam-se os traços de deleite nas expressões daquele rosto rendido à discrição.

Estes eram bons tempos para a clínica-geral no país de Horder. Há pouco tempo, pela primeira vez, esta tinha passado a ser a primeira escolha profissional dos licenciados em Medicina.

Um dos pilares em que assentava o prestígio pessoal de John Horder, era a sua grande abertura de espírito, a forma como tolerava e estimulava a expressão de pontos de vista distintos do seu. Foi seguramente por isso que escolheu para trazer a Lisboa um grupo de médicos que tinham ideias distintas sobre a profissão e sobre a forma como devia evoluir a sociedade onde trabalham e vivem.

132 *De Alma a Harry*

Pela vivacidade intelectual de ambos, impressionavam as tensões que se adivinhavam no debate das ideias ente Tudor Hart e Marshall Marinker, num pano de fundo de consideração mútua, que se percebia para além das divergências que gostosamente mantinham. Este último, particularmente competente em matéria de educação médica, ética e políticas de saúde, foi director de uma Fundação, associada a um dos gigantes empresariais da indústria farmacêutica que investiu na divulgação de trabalhos relativos à formulação e implementação de políticas de saúde. Foi nessa qualidade que acabou por ser editor de um volume dedicado às "metas para a saúde na Europa" e das questões éticas que lhes estão subjacentes, divulgado em 2000, pouco depois de Jo Asvaal ter dado lugar a Marc Danzon na direcção da OMS na Europa.

Numa das suas lições, proferida uma meia dúzia de anos antes da sua visita a Lisboa, Marinker, toma de empréstimo ao teólogo protestante alemão Paul Tillich o título "On the Boundary", ao mesmo tempo que cita a sua concepção do papel do conceito de fronteira:

…"the concept of boundary might be the fitting symbol for the whole of my personal and intellectual development …the boundary is the best place for acquiring knowledge". Marinker escreveu sobre as fronteiras entre a ciência e a arte na prática médica e também sobre as da medicina com a política, no mundo contemporâneo.

Tudor Hart não se move confortavelmente perto das fronteiras.

Nas fronteiras, reconhece que são necessárias pontes; mas para ele a fronteira é também campo de batalha entre o interesse geral e as conveniências particulares. Gosta de ver um centro de gravidade sólido, que subordina as periferias que há que ter, feito de convicções fortes e estáveis. Quer fronteiras bem definidas e transparentes. Receia sempre que, para além daquelas transacções civilizadoras que sempre tiveram lugar em todas as fronteiras, haja contrabando de conveniências. Receia que, por detrás de uma apresentação de tolerância à diferença, se escondam interesses pessoais menos nobres, atento às vantagens de ter sempre um pé deste lado e o outro, no lado de lá da fronteira.

Em 1996, na National Portrait Gallery de Londres, 30 médicos ingleses do Século XX foram seleccionados pela sua proeminência para uma exposição fotográfica, intitulada significativamente *With Head, and Hand and Heart*". Na imagem, Julian, já muito próximo dos 70 anos, aparece de jeans, camisa de mangas arregaçadas, onde no cabelo e na barba ruivos, dera lugar a uma brancura mais pacífica, desmentida pela expressão da face. Mas tão interessante como a imagem, era o texto que

Homens de Incorrigível Esperança

os organizadores do evento escolheram para acompanhar a fotografia de Tudor Hart. Neste, lê-se que Julian, filho de médicos da classe média galesa que se tinham envolvido na Guerra Civil de Espanha pela causa republicana, formado em instituições inglesas de elite, como Cambridge e St. George Hospital, tinha todas as condições para ser um "champagne socialist". Mas, que muito pelo contrário, tinha optado por ir viver para Glyncorrwg, uma povoação mineira nos vales da Gales meridional. Aí foi médico dos mineiros do carvão e das suas famílias. Dedicou-se aos seus doentes e para além de tratá-los, trabalhou com eles, para que estes modificassem os seus comportamentos em relação à dieta, ao tabagismo e ao exercício físico. Fez mais pelo bem-estar dos seus doentes, conclui o referido texto, que aquilo que poderia ter feito, se se tivesse dedicado à política.

O texto é de qualidade bem mais pobre do que o pensamento e a obra de Tudor Hart merecem. A selecção de Julian para o certame e o texto que acompanha a sua imagem, são bem a expressão da ambivalência, misto de respeito e desconforto, que a coerência dos formidáveis radicais de um outro tempo, suscitavam no establishement mais iluminado das sociedade avançadas do Século XX.

Tudor Hart dedicou a sua vida à clínica-geral num povoado remoto, longe dos grandes centros. Isso não o impediu de, ao mesmo tempo, participar activamente nos grandes debates da saúde do seu tempo. Das muitas contribuições que Julian fez à saúde, algumas merecem um destaque muito especial.

A primeira está associada com a publicação na revista *Lancet* em 1971, do seu celebrado trabalho "The Inverse Law of Care", no qual chama a atenção para um facto inquestionável: os que precisam de mais cuidados de saúde, recebem, de facto, menos. Anos mais tarde, reflectindo no impacto que este seu artigo teve, conclui que isso se deve àquilo que tem de chocante, face aos valores que predominam na nossa sociedade, o não ter acesso a cuidados de saúde, precisando deles.

A segunda contribuição importante de Tudor Hart, decorre em parte da primeira e têm a ver com a especificidade da economia dos serviços de saúde que está subjacente à ideia de um Serviço Nacional de Saúde. A eloquência de Tudor Hart nesta matéria, justifica citá-lo directamente.

Escreveu recentemente: "The NHS, and the knowledge it generates, produces not aids to life or decorations for it, but expansions and extensions of life itself ... most people in Britain have learned to treat health care as a mutual gift, not a commodity". É evidente que se sente fortemente identificado com o pensamento e a acção de um outro galês do Sul, Aneurin (Nye) Bevan, o fundador do SNS inglês, ao escrever que sem a visão, determinação e coragem deste, o SNS nunca teria existido, apesar das concessões que marcaram o seu nascimento.

Bevan, filho de um mineiro que morreu de pneumoconiose, doença profissional adquirida no trabalho nas minas, estudou em Londres, com uma bolsa da Federação Mineira da Gales do Sul, foi Ministro da Saúde do Reino Unido entre 1945 e 1951, tendo-se demitido do governo quando este, financeiramente constrangido pela contribuição à guerra da Coreia, decidiu cobrar taxas no SNS para óculos e cuidados dentários. Coragem, foi sempre uma qualidade que Julian nunca teve de menos e muito apreciava nos outros.

A terceira destas contribuições tem a ver com a ideia de que a relação entre as profissões de saúde e as pessoas, é uma relação de "co-produção" da saúde.

Tudor Hart, adoptou e divulgou com grande empenhamento esta noção, originariamente desenvolvida pela socióloga da saúde Margaret Stacey. Os serviços de saúde, "componente activa" não produzem saúde nas pessoas, "componente passiva". As pessoas são, pelo menos, produtores activos da sua própria saúde. Esta é uma economia de co-produção.

Julian, argumentou estes pontos de vista com entusiasmo e indomável persistência. Era frequente ter a oportunidade de discuti-los com ele, ao vivo, e uns dias depois receber uma carta dele, reforçando-os: "...Primary care teams have the common interest in reasserting the primacy of labour-intensive continuing care as a necessary basis for rational use of episodic technology-intensive body repair ... the chief factor for quality and efficiency of primary care is the extent to which our patients become able to share complex decisions with health professionals, as active co-producers of health rather than passive consumers of medical care".

Mas seja qual for o trajecto escolhido para ligar o mundo tangível de todos os dias, como com as abstracções que nos rodeiam e condicionam, ele só é possível com um "espaço local" dinâmico, como ponto de partida e de chegada, de onde se pode ir e voltar, reforçando-o.

Para isso é necessário compreender os ingredientes relacionais do nosso espaço local da saúde.

No princípio dos anos 70, René Dubos, uma das figuras de referência da "ecologia médica" de então, era um autor muito conhecido e popular nos meios universitários, graças em parte ao sucesso da sua obra

Man Adapting. Ao ser convidado como conferencista para uma reunião de arquitectos em Houston, despertou naturalmente o interesse da comunidade científica local e particularmente, daqueles dedicados à Saúde Pública. Dubos, mais baixo do que alto, falava um inglês com forte sotaque francês, muito do género daquele que praticava, Maurice Chevallier, partilhando também com este a simpatia, simplicidade e naturalidade de um bom comunicador. Nessa conferência, argumentou que o seu sucesso como pessoa, profissional e académico, se devia essencialmente aos "palcos" que procurou e que a vida lhe acabou por proporcionar com alguma abundância. Por "palcos", entendia diferentes oportunidades para se exprimir como pessoa. Palcos para actuar, ser reconhecido, ganhar capacidade de auto-expressão e aprofundar a auto-estima. Em França, vivera na grande cidade, Paris, mas também na província. Depois tinha experimentado a Itália antes de vir para os Estados Unidos, onde agora ensinava em Yale. Aos arquitectos que o convidaram, lembrou que os lugares que construíam para ser habitados, eram também palcos importantes e portanto havia que configurá-los de forma a permitir a máxima expressão possível dos gostos, preferências, recordações e ambições dos seus moradores.

René Dubos escrevia com a facilidade e simplicidade com que falava. Como ecologista convicto, escrevia sobre o meio ambiente, dos equilíbrios necessários para o sustentar, dos factores que o ameaçam, daquilo que ele significa para a espécie humana. Sobre a poluição ambiental, num dos seus últimos escritos, disse que o mal que nos faz, está também na facilidade com que a vamos tolerando.

Mas também há exemplos bem mais próximos de pessoas que foram capazes de perceber, recrear, e actuar no espaço local da saúde.

Como atrás já ficou visto, as pessoas que cuidam de crianças tem uma apetência muito própria para saber actuar neste espaço local.

António Torrado da Silva era pediatra.

De todas as "definições" sintéticas que Torrado da Silva eventualmente suscitou, aquela que possivelmente melhor o descreve, é ter sido um homem de "incorrigível esperança". Só a ideia de que foi sempre, essencialmente íntegro, poderá eventualmente rivalizar bem com aquela imagem.

Moreno, nem alto nem baixo, trazia estampado no rosto, ser uma pessoa amiga e afectiva, mas bastava ouvi-lo, para saber que era ao mesmo tempo entusiasta e ponderado, e num ou noutro destes registos, sempre exigente consigo e com os outros.

É também uma das faces que representa bem aqueles que contribuiram para mudar a saúde da criança em Portugal[1]. Em 1985, a mortalidade infantil no país era de praticamente de 18 por mil, substancialmente acima da dos outros 15 países membros da União Europeia de então. Em dezasseis anos, este importante indicador de saúde e desenvolvimento, baixa para 5 por mil. Do 15.º, passou para o 8.º lugar.

Esta é uma posição excepcional seja no que for. Como foi possível chegar aí em relativamente pouco tempo? O acaso não faz coisas destas. Não foi o acaso, foi a convergência de um conjunto de factores favoráveis. É importante saber quais foram, para fazer assim mais vezes.

Este processo está bem descrito pelos especialistas nestas matérias[2], e pode ser aqui resumido em três ideias fundamentais: um grupo de pessoas de elevada qualidade profissional e humana, assumindo e executando um programa de acção de elevada qualidade técnica, e grande determinação, que conseguiu do sistema político a sustentabilidade necessária para poder dar resultados.

Torrado da Silva dizia que "o afecto é uma arma terapêutica tão potente como as formas clássicas da terapêutica médica. Mas este não era essencialmente um afecto existencial e contemplativo.

Eram sentimentos activos, "afectos operacionais". Torrado da Silva foi Director Clínico do Hospital Pediátrico da Coimbra, fundador do Centro de Estudos de Perinatalogia do Centro, Presidente da Comissão Nacional para a Saúde da Mulher e da Criança, sócio fundador do Instituto de Apoio à Criança, Director do Hospital Garcia de Orta, em Almada. Foi um entusiasta praticante de uma cooperação efectiva entre hospitais e centros de saúde.

Faleceu há menos de oito anos, tinha então 60 anos.

Uma pediatra, que nutre por Torrado da Silva a admiração de todos que tiveram o ensejo de trabalhar com ele, e um professor de música[3], vieram a uma aula do mestrado em saúde pública, falar de uma iniciativa em curso para introduzir música no ambiente hospitalar.

Pediram aos alunos, em maioria profissionais de saúde, três voluntários para se sentarem no meio da sala de olhos fechados. Então o professor de música tirou do saco um conjunto muito desigual de objectos que produziam os sons mais diversos. De seguida, o professor de música tirou os sapatos.

Porque é que o professor de música tirou os sapatos?

Tirou os sapatos, porque ia andar pela sala e fabricar sons com os objectos que tinha tirado do saco e pediu aos alunos que tinham fechado os olhos, para dizerem o que é que tinham sentido, não o que tinham pensado, ao ouvir aqueles sons. E para um professor de música habituado a sentir sons, o ruído dos sapatos, por mais cuidadosos que estes sejam, interfere, distrai, incomoda.

A verbalização dos alunos sobre o que sentiram, foi de uma grande sinceridade e candura. Um, disse que quando fecha os olhos no meio de pessoas, fica ansioso, e a ansiedade diminui-lhe a capacidade de sentir outras coisas. Os outros dois disseram, que aqueles sons os tinham levado a sair daquela sala e transportado para os mais diversos lugares. Entendia-se que estes lugares não eram necessariamente sítios, localizações físicas.

O professor de música perguntou então aos alunos:

– "E o que é que querem, mais que outra coisa qualquer, os doentes internados num hospital"?

Os alunos responderam, de imediato, à pergunta do professor:

– "Sair".

Sair, outra vez bem, voltar à família, aos amigos, à escola, ao trabalho, aos pequenos prazeres e aflições de todos os dias, aos grandes prazeres e preocupações, de vez em quando. Sair, voltar a ter voz e opinião nas coisas que interessam.

Tinha passado mais de uma década, desde a altura que o jovem doutorando, Michael Marmot, tinha ido de Berkeley a Houston, apresentar a sua investigação sobre a evolução do estado de saúde dos migrantes japoneses nos Estados Unidos, a convite de Reuel Stallones. Não tinha ficado na América, nem regressado, à Austrália. Tinha resolvido estabelecer-se na sua cidade natal, agora, Sir Michael. Continuava a dedicar-se à epidemiologia social que tinha começado a praticar, inspirado pelos mestres fundadores do estudo dos determinantes sociais da doença, Len Syme, de Berkeley, com quem tinha feito a tese de doutoramento e John Casell, de Chapell Hill.

O seu trabalho científico era muito conhecido, principalmente na área das desigualdades em saúde. Mas provavelmente, a investigação que o tinha tornado mais conhecido, foi aquela em que estudou a saúde dos funcionários públicos ingleses.

É um facto observado em todas as latitudes, que as pessoas pertencentes a um nível socio-económico mais alto, têm melhor saúde do que aqueles que se situam a um nível mais baixo.

A questão, é saber exactamente porque é que isso acontece.

Como é talvez mais fácil encontrar razões para esta diferença entre grupos populacionais, com diferenças extremas em nível socioeconómico, Marmot e os seus colaboradores, escolheram como objecto de estudo os funcionários públicos ingleses. Não era esperado encontrar entre os funcionários públicos, pessoas muito ricas (a não ser por herança), ou muito pobres.

Mesmo assim, o estudo mostrou claras diferenças no estado de saúde entre as diferente categorias de funcionários públicos. O nível de saúde acompanhava razoavelmente o nível hierárquico dos observados. Quanto mais acima melhor.

Porque seria?

Os investigadores pensam que a explicação mais plausível para isso, estará no facto de haver razões para supor, que quando maior for o espaço de autonomia, de iniciativa, de capacidade de decisão e também de auto--estima, mais provável será ter melhor saúde. E em todos estes aspectos há uma grande diferença entre o topo e a base da hierarquia dos funcionários públicos.

Apesar da replicação destes resultados noutros grupos populacionais, deixar ainda alguma coisa a desejar, a verdade é que estudos feitos no âmbito da União Europeia sobre os factores que os trabalhadores europeus entendem estar mais fortemente relacionados com maior riscos para a sua saúde, 35% aponta o "limitado poder de decisão" e 60% indica a "monotonia do trabalho".

Nos finais da década de 90, a "Estratégia de Saúde" sueca, considerou que o aumento do número de empresas no país que dão aos seus empregados uma oportunidade para de, alguma forma, participar na definição das suas tarefas laborais, era um objectivo relevante para melhorar a saúde dos suecos.

É uma boa ideia tirar partido das instituições e estruturas da comunidade, para criar ambientes mais propícios para aprender sobre o estado da nossa saúde e sobre os factores que o influenciam. Esta aprendizagem necessita de lideranças, como as de Torrado da Siva, Tudor Hart, João dos Santos ou Deolinda Martins, capazes de fazer com que a prática de acções concretas, centrada em problemas tangíveis, inspirem os que nelas participam a encontrarem novas soluções para os problemas que nos afligem. E assim se produzem ou fortalecem, redes de suporte social, que são afinal aquilo que melhor define as comunidades humanas.

Homens de Incorrigível Esperança 139

É destas relações de proximidade, deste espaço local cultivado, que em última instância depende a democratização da saúde, e, num outro plano, a qualidade da nossa democracia no futuro.

Um conhecido biólogo, Jacques Monod, adoptou uma forma muito sugestiva de explicar a superioridade da espécie humana sobre as demais: Num determinado momento da evolução da espécie, os nossos antepassados assumiram a posição erecta e libertaram as mãos para funções mais nobres. Respondendo a estes novos estímulos, a massa encefálica começou a crescer.

No entanto, o espaço pélvico, a bacia da mulher, não se modificou da mesma forma.

Este desequilíbrio constituía uma séria ameaça para a evolução da espécie. Felizmente os delicados mecanismos do processo evolutivo "encontraram" uma solução satisfatória – fazer com que o feto completasse a sua maturação neurológica "cá fora". Assim, uma parte importante do crescimento encefálico faz-se fora do ventre da mãe. Como consequência, o recém-nascido da nossa espécie, é mais imaturo e dependente que o das outras, como é evidente. No entanto, esta aparente desvantagem tornou-se num factor fundamental de desenvolvimento – o recém-nascido, indefeso – estabelece uma relação íntima e prolongada com a mãe. Ao fazê-lo e ao amortecer desta forma a "rotura" do nascimento, duas coisas, de profunda importância aconteceram: a criança tornou-se na mais formidável "máquina de aprendizagem" jamais concebida. O desenvolvimento afectivo do homem ficou marcado para sempre por este laço de comunicação e de pertença. A maternidade encontra aqui um significado muito especial.

Este começo contém elementos que vão para além da gravidez e do parto em si. Contém elementos mais profundos, não só relevantes para o desenvolvimento da mulher e da família, mas também para a evolução do meio social que as contém. Ela perdurará ao longo do ciclo vital onde a mulher, particularmente na nossa cultura, se mantém como "pace-maker" de continuidades e roturas – a integração familiar e a saída para a escola, o desenvolvimento harmónico e a rotura da adolescência, as tensões entre as múltiplas funções associadas ao casamento e à "vida em comum", a estabilidade familiar, a competição e o progresso profissional, os filhos que se emancipam e os pais que se tornam dependentes.

No outro extremo deste processo de continuidades e rupturas, quero aqui recrear, com adaptações próprias, uma das "estórias abensonhadas" de Mia Couto: a do *madala,* velho moçambicano, que todos os anos levava o neto rio abaixo, ensinando-lhe a explorar as margens húmidas daquele trajecto curvilíneo, feito de avanços e recuos, assim como as matas que o rodeavam. Aí aprendia-se, tanto com o que se via, como com o que se ouvia e pressentia para além do horizonte difuso das coisas conhecidas. E as sintonias e cumplicidades que aí se teciam, só não davam para o ano todo, porque ambos mudavam no decurso dos doze meses que se seguiam. Um crescia, o outro apurava.

Só havia uma falha nesta cumplicidade crescente. Num local das margens do rio, um local de luz mais rarefeita, onde era proibido desembarcar, o avô agitava o seu pano vermelho freneticamente em resposta aos panos brancos que ondulavam em terra, que só ele via.

Esse ano, desceram uma vez mais o rio, e feita a curva, deram com aquela margem proibida, povoada por grandes árvores aconchegadas, pinceladas pelos traços de luz que conseguiam franquear as copas frondosas e centenárias. O velho, aproximou-se daquela margem, onde não era suposto ninguém desembarcar, olhou para o rapaz como que a medi-lo e a dizer-lhe alguma coias de novo, abraçou-o, como em muitas outras ocasiões, e desapareceu para sempre por entre as árvores da margem do rio. O rapaz remou de volta, os olhos ligeiramente humedecidos, os traços do rosto um pouco mais vincados, e mais confiantes com a herança que trazia.

A história original é muito melhor. Mas quer dizer o mesmo, para todos os netos e avós, que tenham vivido com intenção o seu trajecto comum e tenham também querido acender as luzes do caminho nos momentos mágicos em que uns cedem o passo para que outros sigam:

...“Vi o pano vermelho dele se branqueando em desmaio de cor. Meus olhos se neblinaram até que se poentaram as visões ... eu acabava de descobrir em mim um rio que não haveria nunca de morrer. A esse rio volto agora a conduzir meu filho, lhe ensinando a vislumbrar os brancos panos da outra margem.”

ESCOLA, SA

O restabelecimento da democracia em Espanha, na segunda metade da década de 70, deu origem, naquele país, principalmente ao longo dos anos 80, a um importante conjunto de transformações.

Uma destas mudanças foi a criação e desenvolvimento do "Estado das Autonomias". Este reconhecia as diferenças e especificidades históricas e culturais das entidades que constituíam a Espanha e promovia uma descentralização efectiva do Estado espanhol uno, cristalizado pelo franquismo, com importantes consequências no desenvolvimento do país. De repente, os sexagenários que supervisionavam a continuidade do modo de fazer da Espanha de sempre, deram lugar a uma nova geração, substancialmente mais nova, impaciente por modernizar o país.

Outra alteração crítica na Espanha dos anos 80, tinha a ver com um novo ímpeto reformista, particularmente nos sectores sociais. A saúde foi um deles.

Como consequência destas transformações, emergiu, entre outras, a Região Autónoma da Andaluzia, a reforma da saúde nesta região, "o Serviço Andaluz de Saúde", e uma jovem geração de políticos e empreendedores públicos que foram capazes de fazer a diferença.

A jovem liderança Andaluza na saúde[1] apercebeu-se que as transformações porque ansiavam, não teriam lugar sem um novo tipo de conhecimento – concepções de saúde mais avançadas, desenvolvimento organizacional na criação dos novos centros de saúde e na sua articulação com o sistema hospitalar, uma nova cultura e tecnologia de gestão para ambos.

Decidiram criar a Escola Andaluza de Saúde Pública, SA. Decidiram criá-la em Granada.

Granada, a famosa, do lendário palácio Árabe, da imponente Serra Nevada, último bastião da presença do poder muçulmano na península, "terra sonhada" na voz do tenor Mário Lanza, que o cinema celebrizou nos anos 50, era a capital de uma das províncias mais pobres de Espanha.

Através da história, têm havido várias Granadas.

Havia a Granada das reminiscências árabes, duas colinas, mirando uma à outra, separadas pelo Rio Darro, que recolhe as águas das neves da serra e as espalha pela "vega" que alimenta a cidade.

Numa das colinas, domina o palácio fortificado da Alhambra. No interior, arquitectura e decoração de filigrana. Leve, delicada, elevada, sublime. Nos palácios ou nos jardins que os rodeiam, nunca se deixa de ouvir o sussurrar da água que escorre através de uma rede concebida, ora para a aprisionar por caminhos obrigados, ora para a libertar à nossa vista. Eram os nómadas dos desertos do Sul, finalmente, senhores da água, acampados num oásis eterno. E bruscamente, ameaçando fisicamente as paredes de Éden, irrompe, intrusivo o palácio austríaco, de paredes grossas e pedra maciça, com que Carlos V, presumindo o contrário, deixou explicadas as diferenças entre poderes efémeros e perenes.

Na colina oposta, está o Albaicin, o bairro das vivendas árabes, descendo a colina em socalcos, onde paredes brancas, pequenos pátios, árvores e arbustos, se entrelaçam numa harmonia própria daqueles tempos e deste lugar.

Perto do Darro e das suas colinas, em terreno plano, onde a Granada árabe e a cristãos se sobrepõem, estão ainda os vestígios do comércio da seda, vinda do oriente, por Samarcanda...

Imagina-se, "Leão, o Africano", de Maluf, partindo da sua Granada, para o exílio, para o mundo incerto dos carregadores de Fez, que "têm sempre um punhal na mão para te degolar, ou para degolar uma ovelha em tua honra...", sonhando com o regresso, com a reconquista.

Havia a Granada cristã, dos Reis Católicos, da reconquista e da colonização que se lhes seguiu. Santa Fé, nos arredores, onde em 1492, Isabel e Fernando, prepararam o assalto final, a conquista final e a unificação de Espanha, tal como a conhecemos. Aí receberam Cristóvão Colombo e acordaram a aventura americana. E no centro da cidade, perto das ruas da seda, a Catedral, onde jazem os Reis Católicos. E tantas outras igrejas, de tom castanho-amarelado como são as terras andaluzas quando lhes falta a água.

Há a Granada *gitana*, que fala o castelhano dos "giris" à sua maneira, meio comido, para quem Granada não passa de Grana. Os ciganos do morro antigo de covas e ciprestes, de Camaron de la Isla, e outros, que fazem os cantos de Verão nas praças dos *pueblos* dos arredores, onde correm, de boca-a-boca, bexigas, escorrendo vinho fino, sem hora marcada, que acabam quando arrefece e arrepia a comunhão entre quem canta e quem espanta.

Havia a Granada da Guerra Civil, e os olivais mais isolados, à volta da cidade, onde se descarregavam irmãos para fuzilar, e com eles, Frederico Garcia Lorca.

Há a Granada de hoje, dos apartamentos, dos engarrafamentos e das *tiendas*, iguais em todo o lado.

A decisão de localizar a Escola Andaluza de Saúde Pública em Granada, teve em conta, principalmente duas razões. Elas ilustram a qualidade da liderança na saúde andaluza da altura.

Em primeiro lugar, Granada é um meio com tradições universitárias. Sevilha, a alternativa, é o centro político da Andaluzia. Da Escola, esperavam que fosse um novo fórum para o conhecimento em saúde, com capacidade de fazer uma análise crítica das insuficiências do meio em que se insere, com autonomia de gestão académica face aos poder político. Conhecidos como eram os principais ingredientes das culturas políticas do sul, não ganhava em situar-se demasiado próximo da esfera de influência da capital política da Andaluzia. Como Sociedade Anónima de propriedade pública, no conselho de accionistas, tinham assento os representantes dos ministérios regionais da saúde e das finanças – o delegado dos accionistas era o director da Escola. Tinha autonomia de gestão, e respondia ao conselho pelos resultados do seu exercício.

O financiamento da Escola far-se-ia por três vias – as receitas próprias da Escola (cursos e projectos de investigação), o financiamento, através do Orçamento Geral do Estado, e o apoio financeiro da Fundação Averrois, criada essencialmente para esse efeito. O peso relativo destas fontes de financiamento iria evoluir com o tempo. Pretendia-se um equilíbrio desejável entre dois objectivos igualmente importantes: por um lado, desfavorecer uma atitude acomodatícia face ao financiamento público garantido, tornando-a sensível à procura no mercado da formação e aprendizagem, estimulando-a a oferecer produtos pedagógicos que tivessem comprador; mas por outro lado, havia a intenção de protegê-la, de uma dependência excessiva daquilo que se vende no imediato, dar-lhe o espaço necessário para inovar, desenvolver abordagens de interesse público, cuja importância não era imediatamente sentida, mas que poderiam ser a prazo, ingredientes críticos para o desenvolvimento.

Entendeu também a jovem liderança andaluza, que tal como era evidente a importância da autonomia da gestão face aos accionistas públicos próximos do poder político, era igualmente importante assegurar a autonomia técnico-científica da Escola em relação ao Director, delegado do conselho de accionistas.

Daí a criação da figura do Director Académico. Deliberou a Escola contratar o primeiro Director Académico fora do país – veio efectivamente buscá-lo à Escola Nacional de Saúde Pública, em Lisboa. Isso não aconteceu por não haver no país pessoas com capacidade para assumir esse papel, mas porque se pensou na altura, que para um projecto desta natureza, porventura haveria vantagens em contar com alguém que não fizesse parte da constelação de hábitos, relações, tensões e interesses, que de alguma forma se vão organizando nos meios profissionais e académicos de todos os países.

A Escola SA, combinava um grau de autonomia de organização e gestão, que fazia inveja às instituições públicas do país, com dispositivos de responsabilidade social, que faziam dela parte de um projecto de desenvolvimento do país. Não precisava de trair essa responsabilidade social para sobreviver. Não tinha razões para sobreviver se recuperasse os velhos hábitos.

Esta conjugação de um espírito de inovação com um sentido de missão, um forte compromisso com a reforma do sistema de saúde andaluz em curso, fazia da EASP um lugar muito especial.

Emprestava-lhe também um clima diferente e palpável. Beneficiava de uma direcção e de um corpo docente jovem e disponível para crescer com o projecto. Privilegiou-se a escolha de um secretariado, igualmente jovem e dinâmico, capaz de "gerir projectos". Dispunha de infra-estrutura física funcional, pequena, mas flexível e dinâmica. Organizava-se matricialmente, articulando núcleos de recursos com projectos pedagógicos e científicos.

Em 1987, ao cabo de cerca de dois anos de funcionamento, a Escola recebeu a visita de um grupo de deputados do Parlamento Andaluz. No fim da visita, um deles, referindo-se exactamente a este ambiente de vigor, dinamismo e propósito, exclamou, com uma expressão acre-doce no rosto, em voz baixa mas audível: "Isto não parece Espanha!".

Espanha, que há vinte anos, em meados da década de 80 era um país, surpreendentemente pouco conhecido de grande parte dos portugueses – dois países vizinhos, costas com costas. Quem passava pela fronteira de Vilar Formoso, não podia deixar de ficar com a impressão que este era o lugar escolhido para virem minguar as estradas de ambos os países. Tal era a qualidade das estradas de ambos os lados da fronteira e o grau de desenvolvimento das regiões que atravessavam.

Hoje, aparentemente, muito mudou: vai-se com facilidade a Santiago abraçar o Santo e à procura da primeira lampreia da época; não se pode deixar Burgos, do Cid medieval, sem visitar a magnífica catedral gótica, e ir até ao Mosteiro de Las Huelgas, onde enquanto se apreciam várias relíquias da história peninsular, nos vão contando a história de um Rei apaixonado pela judia de Toledo (história soberba de amor e morte, que alguém romanceou como uma alegoria à paz que devia aproximar as três religiões do Livro); pergunta-se, como era possível, na Barcelona de há um século, uma obra tão exposta, fantástica e diferente como a de Gaudi; fica-se sem saber o que precipitou a religiosidade festiva da semana santa em Sevilha; pode-se escolher como locais de peregrinação íntima, as mulheres que choram de Picasso, no Reina Sofia, a mulher jovem e só, de passagem num quarto de hotel, que Edward Hopper imaginou, no Thyssen, ou a comovente, tanto para crentes ou ateus, descida da cruz, de Roger Van der Waden, no Prado.

No decurso da década que vai dos meados dos anos 70 a meados da de 80, nos países do sul da Europa, nomeadamente Portugal, Espanha, Itália e Grécia, experimentaram todos eles importantes transformações: democratização, investimento nos cuidados de saúde primários e numa nova carreira de clínica-geral, adopção do SNS no âmbito do qual se faz a transição do financiamento da saúde das Caixas de Previdência para o financiamento através do Orçamento Geral do Estado.

O "modelo SNS" foi adoptado na Itália em 1978, aprovado em Portugal em 1979, na Grécia em 1983 e na Espanha em 1986.

Nestes três últimos países – Portugal, Grécia e Espanha – esta medida legislativa foi tomada num contexto de activa democratização, que prevaleceu após a queda de regimes políticos autoritários, de maior ou menor duração, e, em todos estes três países, foi votada favoravelmente pela maioria, com o voto negativo da sua oposição parlamentar.

A situação na Itália foi diferente. Com o regime democrático restabelecido ainda na segunda metade da década de 40, atravessando nos finais dos anos 70, um período politicamente muito particular, a Lei do SNS foi aprovada em 1978, no Parlamento Italiano pela quase totalidade das principais forças políticas parlamentares.

A Organização Mundial da Saúde, promoveu entre 1982 e 1984, uma análise comparativa e das "reformas dos sistemas de saúde centrados nos cuidados de saúde primários" dos países do sul da Europa acima referidos. Nos primeiros anos da década de 80, fizeram-se reuniões de análise e debate em Lisboa, Salónica, Vicenza e Barcelona. Estas serviram para chamar a atenção para semelhanças e diferenças entre os processos de desenvolvimento nos quatro países, e para pensar em conjunto os desafios que os esperavam.

Estes encontros foram mutuamente enriquecedores para profissionais e responsáveis destes quatro países, numa altura em que todos eles ensaiavam importantes reformas nos seus sistemas de saúde. No entanto, à distância de duas décadas, parece hoje, que a abordagem que então se adoptou, cingia-se excessivamente aos aspectos organizacionais dos cuidados de saúde primários.

Imperava então a tendência de remeter as questões críticas da "gestão da mudança", para o processo legislativo, para a necessidade de acções de formação e para aquilo que habitualmente se designava vagamente por "vontade política". Reconhecíamos facilmente a importância das lideranças das novas profissões dos cuidados de saúde, mas frequentemente subestimávamos o papel dos instrumentos de análise e direcção estratégica, incluindo o da análise do comportamento dos actores sociais.

A Grécia foi um dos países onde a adopção de um Serviço Nacional de Saúde e, concomitantemente, a criação de uma rede de centros de saúde, fora das grandes cidades, teve particularidades que fazem pensar.

A administração pública daquele país mediterrânico, também não era de molde a facilitar reformas profundas e rápidas nos serviços de saúde do país. No entanto, para o Governo que tinha acabado de ganhar as eleições no início dos anos 80, com a promessa de implementar um SNS e uma vasta infra-estrutura de serviços de saúde locais, pelo país fora, durante a legislatura, superar a limitada capacidade de realização existente na maquinaria da administração, era um desafio crítico.

Para grandes males, grandes remédios.

O Ministro da Saúde, encarregou a um jovem arquitecto, da sua inteira confiança, a gestão do projecto mais ambicioso que alguma vez fora concebido no sector da saúde – cobrir o país de muitas dezenas de centros de saúde, construídos e equipados de novo, num período de tempo relativamente curto.

Montaram uma operação quase militar.

O gabinete do arquitecto, director do projecto, funcionava ao lado do gabinete do Ministro, com acesso fácil e rápido às decisões do poder. Concentrava todos os elementos dos processos de construção dos centros de saúde. Tinham adoptado uma modalidade de gerir estes processos, também absolutamente original. A papelada não circulava pelos departamentos do Estado para obter pareceres ou autorizações. Os processos eram instruídos centralmente, convidavam-se os parceiros a enviar os pareceres técnicos necessários ao centro operacional do projecto em datas pré-estabelecidas e ir lá assinar os documentos, quando todos os elementos do processo estivessem reunidos. Por outras palavras, estabeleceram-se processos administrativos absolutamente excepcionais, adaptados à natureza e calendário do projecto.

E resultou.

Num abrir e fechar de olhos, num tempo que surpreendeu quase todos, aí estavam os centros de saúde, querendo simbolizar a capacidade de realização do novo SNS e também uma atitude diferente do centro político do país face às preocupações da periferia.

No entanto, como era de esperar, de vez em quando havia problemas.

Estava um visitante no gabinete do arquitecto-director do projecto, quando este recebe uma chamada telefónica de um Presidente de Câmara afecto ao Governo, em cujo concelho tinha acabado de ser construído um dos novos centros de saúde. O Presidente da Câmara estava-se a queixar e o Director do projecto a assegurar que ia contactar quem de direito para assegurar uma resposta rápida. O que se passava era que, por vezes, não se conseguia uma coordenação eficaz entre o projecto que o arquitecto dirigia – construir e equipar centros de saúde – e o departamento do Ministério que devia lá colocar o pessoal, e que não tinha o mesmo apuro de gestão. E então o que tinha acontecido naquele caso, era que o centro de saúde já estava pronto, mas o pessoal não havia meio de chegar. O Presidente da Câmara, afecto ao Governo, para evitar embaraços políticos, despistar a oposição e ganhar tempo, resolveu não dar a obra por terminada e dar-lhe uma segunda demão de pintura.

E agora telefonava, agastado, para dizer que não estava disposto a pintar o centro de saúde pela terceira vez!

O projecto de preparação dos centros de saúde e do lançamento dos cuidados de saúde primários na Grécia foi liderado por um pequeno conjunto de pessoas com grande motivação e determinação para levar a sua adiante([2]). Tinham aderido ao projecto com uma grande carga afectiva.

Um deles era do Norte, de Salónica, e acompanhava de muito perto o primeiro centro de saúde em construção naquela região.

Um dia, levou um conjunto de colegas de visita a Salónica para verem o centro de saúde em construção. Na verdade, não se via quase nada, praticamente só as fundações estavam feitas. Foi quando o cicerone, olhando fixamente a obra, com a voz verdadeiramente comovida, citou o filósofo e biógrafo Plutarco:

"Os cavalos crescem melhor quando sentem a mirada atenta do dono sobre o dorso".

Quem viaja de Portugal para Espanha e daqui para Itália e Grécia não pode deixar de pressentir que há um sul da Europa com muito de comum. São terras de sol, viradas para o mar. Nas suas praças ruidosas, fervilham pequenas multidões vindas de muitos lados, esboçaram-se traços civilizadores originais. Foram o berço cálido dos princípios da democracia, de mais que um renascimento, de partidas e chegadas de longo curso que misturaram gentes, teceram laços de pertença, inventaram a tolerância face à diferença.

Mas há também uma outra Europa do sul.

Eduardo Lourenço, na sua "psicanálise do destino português", descreveu as oscilações entre dois pólos opostos, sem nunca se ocupar o centro de gravidade que se situa entre eles. É o passar de um extremo, o da hipérbole, das expectativas e esperanças e infundamentadas, para o extremo oposto, o da impossibilidade deprimida, do sem-futuro.

Um arguto ensaísta alemão discorreu sobre as relações entre o indivíduo e o Estado nas culturas Europeias. Viu a inocência histórica dos nórdicos perante a benignidade das sua relações com o Estado descentralizado e próximo; encontrou na Europa, que protagonizou a revolução industrial, relações de contrato – é o que as partes acordaram aquilo que conta; pressentiu na Europa do Sul, uma relação essencialmente ambígua – por um lado, uma atitude de demasiada dependência da protecção do Estado, por outro, uma profunda desconfiança sobre a sua bondade.

Umberto Eco, no "Nome da Rosa", escolheu Guilherme de Baskerville, discípulo de Bacon, para representar o espírito aberto, observador, pragmático, e conhecedor e Jorge de Burgos como o assassino ensandecido, para quem os homens sérios não riam, e Aristóteles não podia dizer o contrário e ser lido na biblioteca do Mosteiro.

Um outro escrito do mesmo ensaísta italiano, detem-se sobre a natureza do pensamento latino[3]. Vale a pena lê-lo:

"...a cultura latina tende a atribuir mais significados ao mundo, do que aqueles que realmente há. As não latinas, tendem a não encontrar um sentido onde ele pode ser reconhecido, no afã escrupuloso de respeitar um eventual primado dos dados empíricos. O pensamento latino, para encontrar a "regra" ou a "lei" a todo o preço, impõe ao mundo fronteiras muito estreitas, e acaba por não se dar conta da realidade por inteiro e de todas as suas contradições. O pensamento moderno aprendeu a não temer as contradições.

Sabemos hoje, que não é necessário, que os átomos tenham um objectivo, mas o latino ensina-nos que é preciso saber postular um objectivo para falar dos átomos e do que eles engendram. Para falar num universo sem limites, há que fixar um "universo do discurso", há que estabelecer fronteiras mesmo que elas sejam mais lábeis e provisórias, do que aquelas com que sonhavam os poetas da paz romana".

São retratos feitos por homens lúcidos.

Não ignoram a potencialidade convivial das mulheres e dos homens do sul na construção de um espaço público genuíno. Não esquecem tão--pouco as cicatrizes profundas produzidas pelo déficite histórico na aprendizagem das oportunidades e limitações da liberdade.

No entanto, habitualmente, os "reformadores" do Sul não pensam que estes detalhes são importantes para gerir a mudança que buscam.

Os países do Sul não procuram aprender uns com os outros. Por não se terem aproximado, o suficiente no passado, e não o fazerem ainda hoje, têm perdido a ocasião para influenciar de alguma forma o património cultural da saúde na Europa. Experiências, como o lançamento dos centros de saúde em Portugal a partir de 1972 ou a da Escola SA em Granada, a partir de 1985, passaram praticamente desapercebidas nos outros países do Sul.

Mesmo num mundo como o de hoje, mais aberto e atento ao que se passa noutros lados, a cooperação entre as instituições de saúde dos países do Sul, não parece ter aumentado significativamente.

É como se as periferias continuassem a comunicar, quase exclusivamente, através do centro. Como se aí estivessem todas as soluções.

Constantino Kavafis, poeta do mediterrâneo, grego nascido em Alexandria, escreveu sobre as gentes do Sul.

Em tradução livre, esta é a parte final de um dos seus poemas mais conhecidos, escrito em 1904, quando o poeta tinha 41 anos de idade[4]:

"Já é o fim da tarde, e o sol baixa definitivamente sobre o povoado. A praça da vila vai-se esvaziando lentamente.

Mas porque é que se retira este povo, a caminho de casa, assim cabisbaixo, triste, quase deprimido?

É que os bárbaros não vieram, não chegaram ainda desta vez.

E afinal, eles poderiam ter sido a solução".

O PÊNDULO DE TOURAINE

As crises económicas dos anos 70, relacionadas principalmente com o aumento súbito do preço da energia, marcaram o fim de um período de considerável crescimento económico e rápida expansão dos sistemas de protecção social na Europa. A viabilidade dos "regimes de bem-estar", que se tinham de novo expandido no pós-guerra, foi posta em causa. A crise económica têm consequências políticas visíveis.

Alain Touraine, sociólogo francês, lia, em 1999, a experiência Europeia recente e os desafios actuais como o resultado de duas necessidades complementares, que provocam movimentos pendulares, conforme predomina uma ou outra destas necessidades: a de desafiar o estado burocrático tradicional, gestor corporativo de uma economia administrativa, promovendo uma sociedade mais aberta e competitiva; a ir contra a hegemonia dos interesses privados e a persistência das grandes exclusões sociais através de um estado moderno antecipador, mediador e animador[1].

É possível conceber esta formulação de Touraine como uma espécie de pêndulo político – "o pêndulo de Touraine" – e procurar fazer dele uma referência útil para uma análise, mesmo que propositadamente sumária, das políticas de saúde dos últimos 20 anos do Século XX.

Entre meados da década de 70 e meados da década seguinte, o pêndulo de Touraine funcionou. A filosofia política de Reagan, nos Estados Unidos e de Tatcher no Reino Unido, marcaram uma época – uma época de grande intensidade ideológica. Era necessário diminuir o peso do Estado na sociedade, e fazer o mercado funcionar mais amplamente.

No sector da saúde faz-se sentir um movimento de opinião a favor do fortalecimento dos mecanismos de mercado nos sistemas de saúde Europeus: advoga-se um aumento do financiamento privado; aponta-se para a necessidade de estabelecer uma clara separação entre o "financiador" e o "prestador" de cuidados de saúde; defende-se a introdução de mecanismos de competição e de mercado nos serviços de saúde promove-se um maior peso do sector privado na prestação de cuidados de saúde. Propõe-se, que uma das principais causas da ineficiência dos sistemas de saúde, está no peso excessivo do estado na prestação de cuidados de saúde.

Pela primeira vez, na história das políticas sociais, as teses de um académico norte-americano, Enthoven, influenciam explicitamente as propostas de reforma do SNS inglês.

Na Holanda, Dekker, um executivo da "Philips", lidera uma comissão que estuda a introdução de instrumentos de competição e mercado no sistema de saúde.

Em Espanha, um político de prestígio, Abril Martorell, preside a uma comissão que propõe novas orientações para o sistema de saúde de Espanha.

O Banco Mundial torna-se influente nas reformas dos sistemas de saúde do leste da Europa. Aqui substituem-se os sistemas de saúde rígidos do passado, separando o financiamento público, agora de novo sob diversas formas de seguro público, da prestação de serviços, onde nalguns casos os governos locais passam a ter um papel acrescido.

Os sistemas de saúde centrados em dispositivos integradores, como os SNS do Reino Unido, dos países nórdicos e dos países do sul da Europa, foram também postos em causa.

Portugal acabava de se integrar na CEE e vivia um período de crescimento económico e de estabilidade política. Os governos passaram a ser de legislatura, começa a haver governos com apoio maioritário no Parlamento.

Adopta-se uma Lei de Bases da Saúde, que se insere genericamente, na matriz filosófica crítica acima referida, substituindo a Lei do Serviço Nacional de Saúde de 1979.

No entanto, esta Lei de Bases é aprovada em 1990, já a meio deste ciclo político de dez anos. Uma das suas peças regulamentadoras mais importantes – o Estatuto do SNS – foi aprovado apenas decorridos três anos, em 1993. Já iam decorridos sete, dos dez anos do ciclo político. A medida concreta, que representa visivelmente alguma coisa da filosofia da Lei de Bases, foi a concessão à gestão privada do Hospital Amadora--Sintra e concretizou-se nas vésperas do fim deste ciclo político.

O pêndulo de Touraine funcionou, aparentemente. Aconteceu certamente noutros sectores de actividade, mas na saúde, só teve lugar em termos formais, com a aprovação da Lei de Bases da Saúde.

O *Pêndulo de Touraine*

No terreno do concreto, uma coisa sobressai sobre as demais: a falta de preparação do sistema político para gerir o processo de mudança. As forças políticas parecem não terem um rumo traçado para a sua política de saúde, que corresponda a uma agenda explícita, resulte de uma análise séria sobre a melhor forma de gerir a mudança, que reúna atrás de si uma massa crítica de pessoas com ela identificadas.

Muito pelo contrário. Faz-se quase exclusivamente aquilo que pensa o Ministro da altura.

E este é escolhido naturalmente, aqui e noutros sítios, por razões políticas. É necessário o "peso da política" para liderar uma reforma na saúde, tanto mais, quanto mais ela se torna inevitável. Os "pesos da política" não tem necessariamente um pensamento sobre a saúde. Mas tem que ter onde o ir buscar. O problema é que não se sabe exactamente onde isso é.

No sistema político confunde-se, muito frequentemente, um grupo ocasional de pessoas bem intencionadas a fazer "cut and paste", com a existência efectiva de uma política de saúde profundamente pensada e com a base social de apoio que ela supõe. Assim quando o Ministro é substituído, a "sua linha" de rumo é substituída por outra. E é substituído por razões óbvias: nos primeiros anos, nos anos quentes, "consentem--lhe" que faça aquilo que quer, sem um apoio suficientemente amplo ou convicto, uma vez que "o partido" não tem de facto uma política assumida; quando advêm os anos frios, das reacções dos que acumularam capital de queixa, e os anos frios chegam sempre, esfumam-se as solidariedades políticas, avançam as alternativas, que já se configuravam na sombra.

Assim nos dez anos, entre meados de 80 e meados de 90, houve três ministros da saúde, de duração decrescente, interpretando a sua própria agenda, na ausência de uma partitura comum.

Parece um filme de Hollywood. Este é um *script* que, apesar de constituir uma boa representação do real, não é muito popular, porque "faz impressão" ao cidadão comum, que precisa de acreditar que assuntos que o preocupam tanto, teriam outro tratamento por aqueles em que confia.

Entretanto o impulso liberalizador perdeu força, um pouco por todo o lado. Não parece ter cumprido muitas das suas promessas.

John Major, foi o fim de festa do tatcherismo e George Bush, o primeiro, é uma versão incaracterística do reaganismo.

No argumentário dos novos impulsos liberalizadores, fica viva a hipótese de que os seus insucessos se devem menos aos deméritos da sua agenda do que às falhas dos seus intérpretes ou porventura à forma tímida e incompleta em que foi aplicada.

Há sempre avanços que se mantêm de um ciclo para o outro, não fazem parte das oscilações do pêndulo. Neste caso, persistiu a ideia que era útil aprofundar a identidade do financiador e do prestador e tornar a sua interacção mais transparente.

O pêndulo de Touraine prepara-se para oscilar de novo.

Dizem então os analistas, que as circunstâncias que faziam mover o pêndulo habitualmente, já não são bem as mesmas. O pêndulo não se move agora, porque se configurou no pólo oposto um novo campo de atracção, mas porque enfraqueceu aquela que tinha sido a força de atracção até aí, as tensões sociais provocadas pelos excessos do novo liberalismo coincidiram com a crise económica do início dos anos 90.

Uma regra nova emerge claramente. Não se ganham eleições, perdem-se.

As alternativas oferecem agora mais moderação, principalmente face aos excessos anteriores, mais concertação social, mas não reformas profundas nos sectores sociais que preocupam as pessoas. E promete-se grande atenção à economia.

– "It's the economy, stupid" proclama Clinton.

E nessa permissa, ganha as eleições para Presidente dos Estados Unidos em 1992, enquanto Blair se preparava para fazer o mesmo no Reino Unido.

No entanto, em Portugal, dizem os especialistas[2] – "...Que o que torna o crescimento da economia portuguesa no longo prazo mais reservado, é a situação do sector exportador, o estado da educação, e a qualidade das instituições." E no resto, a dependência dos ciclos económicos globais é muito grande. É o investimento no capital humano, que internamente, pode fazer a diferença.

Talvez o fenómeno político de maior importância que emergiu da história dos anos 80 e 90, foi a inversão do papel dos actores políticos, tal como eles se tinham configurado nas lutas liberais e no contratualismo do Estado do bem-estar: o pós-contratualismo que o impulso do novo liberalismo tende a representar, assume o papel de movimento reformista de principais agentes de mudança. Os habituais proponentes do Estado Social, mesmo que em versão melhorada, passaram paulatinamente a ser percebidos como conservadores e defensivos.

O Pêndulo de Touraine 155

Esta é uma situação nova na história política dos últimos 150 anos. O novo liberalismo é agressivo, ambicioso, reformador, quase revolucionário. Aparece aos olhos das pessoas como a grande força de mudança, ameaçadora em muitos aspectos, é certo, mas apesar de tudo, mudança. A alternativa aparece aos olhos das pessoas como uma forma de atenuar aqueles impulsos, um travão moderador, para de vez em quando, um papel apaziguador, entre ciclos mais conflitivos.

No fim de 1995, o pêndulo deslocou-se outra vez, aparentemente da fórmula "menos estado, maior espaço para os interesses privados", para uma outra que sustentava a necessidade de um "melhor Estado".

Inicia-se então um novo ciclo político de seis anos. Mas neste caso, o executivo não goza de um apoio estável no Parlamento. Tem menos espaço político para fazer coisas controversas.

Na saúde, a juntar às cautelas das lideranças políticas, associada à falta de um sólido apoio parlamentar, juntam-se os efeitos das debilidades tradicionais do sistema político.

Aquele *script*, inverosímil para o cidadão comum, repete-se na perfeição. Em seis anos, três ministros, de duração decrescente, cada um com a sua própria ideia do que era mais importante, desenvolvem a sua própria agenda, à falta óbvia, de um ideário comum.

Equipas técnicas, mobilizadas e enquadradas pelo Ministério da Saúde[3], para as quais se atrairam os mais qualificados, independentemente do seu pensamento político, foram construindo instrumentos de mudança, perante o distanciamento do poder real: estratégias de saúde centradas em metas da saúde, e a configuração de um "SNS 21"; dispositivos de contratualização[4]; regimes remuneratórios inovadores e uma nova concepção de centro de saúde, produzidos a partir da experiência das pessoas no terreno e sob a sua liderança[5], um novo estatuto do hospital público[6] que incluía a descentralização interna em centros de responsabilidades, pensado com a participação das pessoas dos hospitais e não à sua revelia; o arranque dos "cuidados continuados"[7]; os primeiros passos de uma política de qualidade na saúde[8]; o reforço das infra-estruturas da saúde pública, com cinco centros regionais de saúde[9]; formas de articulação local entre as várias entidade, e actores locais da saúde[10]; passos importantes na política do medicamento[11]...

Mesmo quando se trata de factos bem documentados, como estes, há coisas, em que se está sempre menos à vontade para analisar do que outras – não obstante, o passar do tempo é muito duvidoso poder ser justo em causas próximas – pareceu importante referir o que acima se descreve, com um pouco mais de minúcia que outros momentos desta história. E isto, porque proporciona uma boa representação de disfunções políticas que é necessário superar.

Mostra como é possível ao sistema político enrolar-se sobre si próprio, ampliar os seus ruídos intestinos e confundi-los com os sons do país real, resolver com satisfação interna os seus irrelevantes equilíbrios interiores e divorciar-se facilmente daqueles que sobre o terreno conhecem o que é preciso. Abandonou-se quase tudo, sem explicação ou remorso, deixou-se ruir anos a fio o trabalho de muita gente. Se não se aprende com episódios como este, então pode dizer-se que ainda não é possível gerir politicamente em Portugal, um processo de mudança efectiva na saúde.

Este ciclo, foi mais curto e menos influente que o anterior. É mais fácil encurtar o Estado do que melhorá-lo. Parece que ainda se sabe pouco como fazer um melhor Estado.

Por toda a Europa a oscilação do pêndulo que se seguiu ao ciclo liberalizante foi pequena, pareceu ser mais por omissão, do que por acção.

Em princípios de 2002 inicia-se um novo ciclo político. A situação económica, interna e externamente, é muito desfavorável. Pouco menos de três anos mais tarde, um conjunto de circunstâncias, ainda muito recentes, desencadeiam uma crise política com a dissolução do Parlamento.

Em meados dos anos 80, iniciou-se um ciclo político de 10 anos. O ciclo seguinte, durou apenas 6, e terminou a meio da segunda legislatura. O ciclo que se seguiu, demorou quase 3 anos, não chegando ao fim da primeira legislatura.

O sector da saúde atravessou estes ciclos incompletos com dificuldade. Não se conseguiram progressos substanciais. Mas acumulou-se experiência sobre aquilo que não se pode fazer e sobre o que é razoável esperar de um processo de democratização da saúde.

Não é impossível, em tempos de mudança, que surja do outro lado de um oceano qualquer, interno ou externo, uma nova mensagem, sintética e forte como a anterior, mas ainda mais clara:

"It's the people, wise guy".

Não é que o crescimento económico não continue a ser muito importante, mas este passa cada vez mais pela qualificação das pessoas.

Um sistema de saúde melhor, não se faz sem um investimento obsessivo nas pessoas.

Não se trata de especulação teórica ou de poética feita de utopias.

É preciso conhecer mais objectivamente os valores, as "grandes preferências" das pessoas; investigar os seus pontos de vista, percepções, grau de satisfação com os múltiplos aspectos do sistema de saúde.

É importante proporcionar o máximo de escolha possível num contexto de monitorização contínua das consequências práticas do exercício destas escolhas.

É necessário envolver as pessoas nos processos de contratualização nos serviços de saúde e assegurar o seu ponto de vista em relação às prioridades dos financiamentos na saúde.

É indispensável garantir uma informação precisa e oportuna sobre a espera excessiva, os factores que a determinam e as metas estabelecidas para a sua melhoria.

É fundamental fazer da melhoria da qualidade da relação entre as pessoas e os serviços de saúde – acesso, utilização, relacionamento, satisfação, participação e auto-estima – o principal objecto da mudança de todas as reformas dos serviços de saúde.

Há que comprometer as organizações cidadãs nos estabelecimentos e realização de "metas da saúde". Assim, é mais fácil promover uma forma de estar, ser e pertencer, comer, dormir, beber, respirar e ter sexo, como parte integrante de um estilo de vida física, intelectual e emocionalmente activa.

É essencial dar informação precisa e estabelecer objectivos claros sobre a "justiça das contribuições financeiras" para a saúde – qual é o peso relativo das contribuições financeiras para a saúde dos distintos estratos sociais – e qual o destino destas contribuições: nos investimentos e nos gastos, no atendimento das pessoas e na administração, na promoção da saúde e no tratamento da doença, na gestão da doença aguda e nos cuidados continuados a pessoas dependentes, no SNS e nos prestadores privados.

A extensíssima interface entre os serviços de saúde e a sociedade portuguesa, produz uma infinidade de encontros entre pessoas. É pela melhoria desta interface, de forma a que produzam melhores resultados, maior satisfação e mais auto-estima que passa a democratização da saúde. Investir nas pessoas, nos seus valores, nas suas escolhas e preferências, na pedagogia da informação e do conhecimento, na partilha rigorosa dos resultados. E em função das pessoas de carne e osso, repensar a justiça do financiamento e a bondade dos modelos de organização e gestão. Não inventá-los a partir de preconceitos antigos reluzidos pelo jargão "power point" que, por vezes, ajuda a organizar palavras sem ideias.

Teremos que saber se existem agendas políticas capazes de representar mais um salto qualitativo na senda da democratização da saúde.

A política serve para fazer ver mais facilmente como se relacionam os valores que partilhamos com as soluções dos problemas que nos afligem.

É necessário explicar, porque é boa para nós, uma determinada combinação entre o financiamento público, através de dispositivos que protegem aqueles que menos podem, e o financiamento "privado", aquele que sai directamente do bolso de cada um, sem passar por aqueles mecanismos de solidariedade social.

É difícil manter as classes médias solidárias (pagando ao longo da vida sob a forma de impostos) com os que menos têm, se não sentem que os serviços públicos que pagam, lhes são também úteis.

Quais são as vantagens e os riscos para as pessoas, de imediato e a prazo de uma determinada mistura de serviços públicos e privados financiados pelo Estado? Que formas há de saber que as misturas, existentes ou propostas, funcionam?

Existem duas formas de olhar para a "mistura público/privado" no financiamento, gestão e propriedade ou controle da prestação dos cuidados de saúde.

A primeira, vê as privatizações, como um fim em si. Constitui essencialmente uma crença, no sentido daquilo que são construções ideológicas que não carecem de demonstração. A segunda, olha para a privatização como mais um instrumento, útil ou não, de acordo com as circunstâncias, para realizar uma "mistura" que convenha à maior parte das pessoas.

Há aqui questões às quais é necessário responder de peito aberto, sem artifícios e frases feitas.

A produção de bens públicos faz-se frequentemente em ambiente não concorrencial ou pouco concorrencial. Quais são as vantagens da gestão privada de bens públicos nestas circunstâncias?

Porque é que um Estado que se confessa incompetente na boa gestão dos serviços públicos de saúde, se presume capaz de regular um mercado complexo de actores influentes financiados por fundos públicos, sendo patente a baixa eficácia dos instrumentos de governação de que dispõe?

O *Pêndulo de Touraine* 159

É a produção empresarial de mais-valias económico-financeiras a melhor motivação para prevenir a doença, promover a saúde, cuidar de doentes de evolução prolongada, diminuir o sofrimento e gerir processos de cuidados de saúde, horizontalmente às várias modalidades de serviços de saúde?

É razoável supor que a produção de valor num sistema de saúde segue as mesmas regras, obedece às mesmas leis que a produção de valor em bens e serviços de outro tipo?

Que parte daquilo que pagamos, através do Orçamento Geral do Estado, é investimento em saúde e para que tipo de investimento vai precisamente? É tempo dos cidadãos que pagam, verem satisfeito o direito elementar de receberem a informação que lhes interessa, transparente e contrastada, sobre as contas da saúde. Informação de qualidade a quem paga a saúde, é um passo obrigatório para a sua democratização. Por enquanto, ainda nem promessa é.

As pessoas percebem o que é para elas importante, se os sistemas políticos se afadigarem um pouco mais em dar boas explicações.

Pela primeira vez, nos últimos 30 anos, pelo menos, parece assistir-se a uma exteriorização dos principais determinantes da evolução do sistema de saúde português – adivinha-se uma modificação substancial na importância relativa entre os factores intrínsecos e extrínsecos que condicionam a evolução da saúde a favor destes últimos: o pacto de estabilidade e desenvolvimento, o despertar do interesse dos grupos económicos, a pressão para a diversificação dos sistemas prestadores, a maior exigência e acesso à informação do cidadão, favorecendo uma maior importância das abordagens pela procura, em relação às que incidem na oferta.

Este fenómeno não é novo. Já nos finais da década de 90, um investigador norueguês, O. Berg, comentou-o, nas páginas do *European Journal of Public Health*, com alguma inquietação:

"Today's reforms ... make the "natives" into defensive victims. There is a managerial and normative potencial inherent in the old, partly formal, partly informal model, that may be lost if we too consistently try to transform the sector into a set of bureaucracies or, much more likely, businesses..."

O fortalecimento destas "contribuições externas" pode ser naturalmente benéfico para a saúde: quando incorpora melhor o ponto de vista, as preferências, e as escolhas do cidadão; quando promove a inovação na inteligência da gestão e nas tecnologias úteis; quando contribui para uma melhor produção e utilização da informação e do conhecimento; quando resulta em boa governança na saúde – inclusão, transparência e responsabilização.

Temos que ver se as agendas políticas que nos oferecem, são capazes de enquadrar o que já se sabe, e favorecer a aprendizagem daquilo que só a experiência permite saber.

Sabe-se que para os Centros de Saúde funcionarem melhor, é preciso transformá-los numa rede organizacional de pequenas equipas, próximas das pessoas e a elas acessíveis. Há boas razões para pensar que é possível fazê-lo em Portugal([12]). Mas é um grande desafio para a governação da saúde, estender esta forma de trabalhar por todo o país. Não chegam leis e discursos. É necessário organizar e dirigir um grande investimento em negociação com as partes interessadas, em acompanhamento, em mobilização profissional, em informação às pessoas, em capacitação e instrumentação técnica para ir por esse caminho.

O país que foi capaz de organizar bem uma "Expo'98" e um "Europeu 2004", não consegue mostrar o empenhamento necessário para reformular os centros de saúde!

As "reformas da saúde" não passam de ilusão sem este investimento na mudança dos cuidados de saúde primários.

Sabe-se que o hospital é uma grande organização profissional complexa que trata pessoas doentes. Para desempenhar bem esta sua missão, necessita de um modelo de gestão suficientemente flexível e adaptado ao tipo de organização que é. Para que isso aconteça, duas condições são fundamentais: o financiador externo tem que ter a capacidade de definir com clareza e transparência (para todos), o que se espera do hospital em troca daquilo que se lhe paga; a gestão do hospital não só terá que ter autonomia e o apoio técnico para responder ao que se lhe pede, mas terá também de reproduzir, replicar, transferir, esta autonomia com responsabilidade para o espaço micro, para a interface entre o doente e as profissões de saúde. É ali que bate o coração do hospital. É ali que as coisas devem correr bem. É ali que há que procurar a prova do sucesso.

Há várias formas de fazer isto. Umas boas e outras más.

As boas fazem-se, aproveitando o que se pode aprender das experiências do passado, não "inventando" soluções exóticas sem base de conhecimento; realizam-se, negociando abertamente metas de gestão, de uma forma inclusiva, amplamente partilhada, não excluindo uns em relação a outros, criando adversários desnecessários da reforma hospitalar; fazem-se, informando com precisão e regularmente o público, hospital a hospital, especialidade a especialidade, sobre a evolução dos tempos de espera, não caindo na tentação do marketing político a propósito da espera das pessoas, divulgando números agregados inverificáveis.

Mas centros de saúde e hospitais só, não chegam.

Sabe-se que é necessário dar atenção a aquelas pessoas, que por doença, se tornam dependentes de outrém, que precisam de cuidados médicos, mas também de apoio social, para levarem a cabo o seu quotidiano. Para tal, é necessário acertar na melhor mistura entre cuidados e apoio ao domicílio, centros de dia, e residências de cuidados continuados, e definir para essa mistura formas de financiamento partilhado entre a saúde e a acção social que sejam realistas. E não dispensando o papel das famílias, é preciso proporcionar algum apoio, como forma de alívio, principalmente àquelas mulheres, que entre acabar de cuidar dos filhos, trabalhar e para trazer para casa alguma coisa, e agora cuidar dos pais ou dos sogros, mal tiveram tempo para viver.

Sabe-se também, que sob o ponto de vista das pessoas, esta divisão técnica entre "centros de saúde", "hospitais" e "cuidados continuados", interessa pouco. Às pessoas interessa passarem de uns cuidados para os outros, à medida que precisam de o fazer, sem obstáculos artificiais, sem demora, sem ruído administrativo e exigências financeiras incomportáveis e fora de tempo. Há várias formas de fazer esta articulação transversal, umas melhores que as outras.

Fazê-lo bem, implica sempre pôr pessoas a comunicar melhor com outras pessoas.

Sabe-se, igualmente, que é comum, mas é inconveniente confundir saúde com cuidados de saúde. É necessário investir em infra-estruturas de saúde pública, capazes de proteger e promover a saúde.

Era um homem de meia idade, não particularmente alto, mais cheio do que magro, de óculos, já com alguma graduação, sem aros, próprios de quem lê, escreve, e pensa com alguma intensidade, a barba pouco espessa e cabelo pouco pacífico.

Alemão, licenciado em direito, técnico qualificado de uma grande seguradora pública alemã, pouco expressivo quando calado, tornava-se enfático quando falava.

Não sendo um académico, os seus conhecimentos práticos e a sua sensatez, tornavam-no uma presença apreciada nas reuniões internacionais, onde se analisava e discutia a evolução dos sistemas de saúde.

Conhecia por experiência própria o sistema de saúde alemão.

Ouvia com paciência os entusiastas de novos modelos de organização e gestão. Por vezes os neologismos eram mais que a conta e ele fazia questão de deixar transparecer, que de facto, não sabia o que aquelas palavras queriam dizer. E aparentemente até aí não lhe tinham feito muita falta.

Uma ocasião a discussão ia muito acesa sobre os méritos comparativos dos modelos em discussão. Ele achou que era tempo de pôr água fria naquela excitação. E disse do fundo de uma experiência de muitos anos, temperada com alguma sabedoria.

Seja qual for o modelo que escolherem daqui a três, quatro ou cinco anos, será necessariamente distorcido em favor dos mais ladinos – aqueles que sabem mais, que estão mais bem posicionados, informados ou relacionados, os que são mais agressivos, assertivos e influentes. Nessa altura é necessário intervir, alisar de novo o campo, pôr de novo todos à mesma distância, recuperar a erosão feita no interesse geral. E depois tudo recomeçará de novo, mais tarde será necessário intervir outra vez para endireitar as coisas. Portanto, o que aqui interessa, é naturalmente fazer com que o ponto de partida seja o melhor possível, mas não presumir nunca que a solução encontrada resistirá sempre na sua versão benigna. Não é seguramente o caso. E como não é, a questão crítica é saber se na solução que se adoptou deixaram pegas, pegadeiras, sítios onde pegar, quando chegar o tempo de endireitar de novo a obra dos ladinos. De facto, quando encontramos uma situação tão complicada que a política não consegue resolver, isso quer dizer essencialmente, que não lhe deixaram sítio por onde pegar.

Há certo tipo de reformas, certo tipo de desconstruções, que o que fazem é exactamente tirar as "pegas" ao sistema. Daí em diante, mais ninguém tem mão nos mais ladinos.

Em Portugal começa-se a tentar perceber o que faz mover o pêndulo, quais são as causas e as consequências das continuidades e descontinuidades no sistema de saúde português.

Uma análise recente[13] identifica vários factores de continuidade no sistema de saúde português, entre os quais a possibilidade de convergência de pontos de vista de pessoas que partindo de pressupostos diferentes, aprendem uns com os outros, face à necessidade de dar resposta a problemas comuns ("transvaze ideológico"), ao peso da "dependência do percurso", ou seja a dificuldade em sair dos efeitos do que foi feito antes.

Para os aspectos mais positivos desta continuidade contribuiram muitas pessoas, dos mais diversos sectores de opinião e filiação profissional, que durante os últimos 25 anos trabalharam consistentemente para o desenvolvimento do sistema de saúde português, algumas bem conhecidas do grande público[14].

Muitas outras, contribuiram muito, mas sem se tornarem tão conhecidas. Talvez Augusto Mantas, seja a este respeito, um exemplo excepcional. Primeiro na Direcção-Geral dos Hospitais e mais tarde, como responsável do Instituto da Gestão Financeira da Saúde, competente, sério e discreto, chamou gente jovem, deu apoio aos mais capazes, escrupulosamente não partidário, foi, durante anos, um empreendedor público extraordinário. Deixou obra, muitas vezes desaproveitada, nas abordagens ao financiamento da saúde. Quase no fim de uma vida profissional emérita, foi despedido pelo "sistema político" no seu pior, levianamente, sem uma palavra de agradecimento.

A continuidade pode ter também um significado mais negativo, principalmente quando aparece associada à incapacidade de gerir a mudança por ineficácia dos instrumentos formais da governação ou por baixos níveis de governança – a dificuldade de fazer cumprir aos interesses particulares mais influentes as regras de jogo que promovem o interesse comum.

A BELA E O MONSTRO

As noites africanas podem ser frescas, mesmo nas cidades do litoral. Os convidados chegaram para jantar com um ou outro agasalho. Era um daqueles jantares de cerimónia que, em pequenas mesas de oito, visitantes de um outro país e anfitriões, com funções similares, comem juntos um par de horas, conhecendo-se melhor. Ao fazê-lo, aceitam também contribuir para aproximar um pouco mais os seus dois países.

Por vezes, no decurso destes jantares, a pequena conversa de ocasião, lá vai pegando e chega-se à sobremesa com alguma intimidade. Começa-se mesmo a conversar e já é possível abordar, com mais descaramento, temas e questões mais delicadas. Intui-se que, conhecidas mais de perto as circunstâncias reais, em que cada um faz pela vida, os juízos, se os houver, não serão descabelados ou levianamente injustos.

Na mesa, um dos anfitriões era uma alta patente militar. Alguém, já em clima amistoso e de confiança, perguntou-lhe quanto ganhava. Ele, sorriu discretamente, e respondeu-lhe com uma quantia verdadeiramente irrisória. Perante a incredulidade evidente dos interlocutores, ele explicou, pelo menos parte do mistério.

Tinha carro e motorista. De manhã o motorista deixava-o no quartel e ia buscá-lo ao fim da tarde. Entre uma coisa e outra, andava na "praça" – funcionava de táxi. No fim do dia, dividiam os proventos, com a desproporcionalidade própria da grande diferença de patentes.

Assim se arredondavam ordenados inverosímeis, para poder viver de "forma compatível" naquele mundo difícil.

Era evidente que havia ali um mundo formal de norma escrita em letra morta e um mundo real de oportunidades que era necessário realizar. A distância entre os dois, parte um do outro, era muito grande.

A muitos milhares de quilómetros dali, numa rua estreita dos subúrbios de Copenhaga, profusamente arborizados, era fim de tarde, quando toca a campainha da porta.

Naquele país de relações discretas e cuidadas, a campainha não toca muitas vezes. Muito menos no Inverno, quando, por cada vez que se abria a porta se esvaia uma punhada de "kroner" de calor, daquele aquecimento transportado em tubarias metálicas visíveis, a partir da caldeira comum, tão essencial à vida naqueles sítios, como os corações que batem no peito.

O português, recém-chegado ao país, abre a porta e depara-se-lhe um dos vizinhos da rua, que o cumprimenta no inglês perfeito, amável e pouco efusivo que ali se pratica. Informa-o também que tem o carro mal estacionado.

O português admira-se.

Ele, que desde que chegara, tinha tido tanto cuidado em imitar escrupulosamente os locais em tudo o que eram procedimentos em uso. Em Roma, é preciso ser como os romanos, era a fórmula de comportamento a que tinha aderido activamente, apesar de algumas dificuldades óbvias. Era seguramente difícil espreguiçar no sofá, sábado à tarde, semi-lendo saborosamente o jornal, com todos ao vizinhos à volta, em fato de trabalho, a aparar as sebes e a fazer jardinagem. E muito mais, quando ele se punha a imaginar, que face a uma ausência tão óbvia, um vizinho repetiria ao outro, aquele pensamento que Margaret Yourcenar, nas "Memórias de Adriano", pôs na boca de um dos seus protagonistas: não há que ter excessivas preocupações – quando os bárbaros se sentarem nas nossas cadeiras o tempo suficiente, acabaram por ser como nós…

Foram andando em direcção ao carro suspeito.

Aí chegados, o português sente-se aliviado. Bem lhe parecia que o tinha estacionado da mesma forma que os vizinhos – uma roda na rua e a outra em cima do passeio, de forma a deixar passar os transeuntes no passeio e os automóveis na rua. E olhou para o dinamarquês como que a dizer-lhe que afinal não via problema nenhum.

Este desiludiu-o instantaneamente.

O problema era que, a forma como o carro estava estacionado no passeio, deixaria seguramente passar uma pessoa, mas não permitia que o fizesse um carrinho de bebé! E esse era o critério que havia que respeitar.

Nem sequer valeria argumentar que não havia nenhum carrinho de bebé à vista. A resposta seria seguramente que poderia aparecer em qualquer momento.

Estas eram as regras. A maior parte delas não estão escritas, mas foram-se estabelecendo através dos tempos de forma a tornar a convivência mais fácil. São integradas desde cedo no processo educativo e nos dispositivos de auto-regulação que tornaram as democracias descentralizadas dos nórdicos tão estáveis.

A norma e a realidade estão relativamente próximas.

De vez em quando, visitam Portugal pessoas de outros países, interessados em conhecer o nosso sistema de saúde. Alguns vêm de países mais desenvolvidos do que o nosso – são holandeses, alemães, suecos, entre outros.

É fácil observar que têm dificuldades em entender os nossos serviços. Nota-se que a princípio ficam confusos.

É que o que vem escrito, não é exactamente, por vezes, nem sequer está muito próximo, daquilo que lhes é dado observar quando descem ao terreno, aos centros de saúde e aos hospitais.

Suspeitam da tradução dos documentos a que tiveram acesso. Custa-lhes aceitar que os documentos estejam bem traduzidos.

Mesmo com explicações detalhadas e pacientes, torna-se-lhes difícil entender como é possível as pessoas, tão sistematicamente, não fazerem habitualmente aquilo que as normas e procedimentos escritos prevêem. Depois de conduzirem, um par de dias, pelas ruas de Lisboa e pelas estradas que a circundam, começam a perceber melhor.

Há aqui também uma distância, por vezes considerável, entre a norma e a realidade. De tal forma, que seria por vezes útil, antes dos "debates" habituais, esclarecer aquilo a que nos estamos a referir: ao que está escrito ou a aquilo que realmente fazemos.

A distância entre a norma e a realidade, é porventura um dos marcadores mais fiáveis para aferir o grau de desenvolvimento de uma comunidade. No país a que se refere o episódio referido acima, em primeiro lugar, esta distância é grande. Na Dinamarca, e outros países de estádio de desenvolvimento similar, essa distância é habitualmente pequena. Em Portugal, e outros países semelhantes, ela é de dimensões "intermédias".

Esta noção tratada aqui, num registo ilustrativo e informal, é plenamente confirmada por estudos comparativos internacionais publicados[1].

O fenómeno em causa, chama a atenção para um aspecto fundamental na análise da governação da saúde. Este é a distinção entre a agenda política e os processos de governação.

As políticas adoptadas pelos países tendem a mudar de ciclo para ciclo político. Os episódios que acima se relatam não pertencem a qualquer ciclo político em particular, são transversais a todos eles.

As agendas políticas exprimem uma opção sobre como hierarquizar valores, meta-preferências, essenciais nas sociedades contemporâneas. Valores, como por exemplo, a liberdade e a solidariedade. Todos os reconhecem como fundamentais. No entanto, diferentes agendas hierarquizam-nos de formas distintas. E essa hierarquização é necessária, porque na prática, em circunstâncias reais, é muito difícil ter o máximo de ambos. É necessário fazer escolhas. Sem abandonar nenhum deles, a qual dar a primazia, é a questão.

Segundo Esping-Andersen, politólogo sueco, que se dá bem na Universidade Pompeu Fabra, em Barcelona, existem dois pólos extremos e opostos, na hierarquização destes dois valores. A "fórmula" de Pareto – se alguém ganha, ninguém deve perder, minimiza a solidariedade, enquanto que a Rawls – qualquer ganho, deve favorecer primeiro os que precisam – minimiza, por assim dizer, a liberdade([2]).

A fórmula que se adopta para conjugar a solidariedade e a liberdade é particularmente importante nas políticas de saúde, como noutras. Dessa opção, pode resultar, utilizando uma terminologia mais popular, uma política para a saúde mais "liberal" ou mais "social".

Mas para além destes dois valores, existem outros que também pesam nas escolhas políticas que o cidadão hoje é chamado a fazer. É o caso da necessidade de "castigar os culpados" e "defender os inocentes". A tradição que predomina na cultura ocidental nesta matéria é a de assegurar a protecção dos inocentes, mesmo que disso resulte por vezes, que um ou outro culpado acabe por escapar. No entanto, há circunstâncias em que se observam ofensas, que por repetidas ou por repugnantes, ferem, com alguma profundidade, a sensibilidade do cidadão comum, aquela fórmula e a opção que lhe subjaz, acaba por ser afectada: cresce a pressão para não deixar escapar nenhum culpado, mesmo que isso acarrete "sacrificar" um inocente (desde que, naturalmente, não sejam os próprios que assim pensam).

No mundo actual, esta situação, tende a observar-se em várias circunstâncias: no caso do abuso dos mais fracos, principalmente crianças, mas também idosos e mulheres, e nos crimes associados à toxicodependência e ao tráfego de drogas.

Ambas as situações suscitam questões difíceis no que diz respeito aos valores subjacente aos juízos que se fazem.

As crianças vítimas de maus tratos e abusos, por exemplo, reflectem muitas vezes uma clamorosa falha das obrigações mais fundamentais do Estado e das sociedade que ele espelha. Bastaria, neste caso, um pouco de maior sensibilidade, também alguma maior humildade, face ao legado de João dos Santos, e de outros mais, para que tanto sofrimento não passasse tão grosseiramente desapercebido. Pelo menos, parte da energia e indignação que suscitam, podiam ser mais bem canalizadas para melhorar substancialmente os dispositivos de protecção da criança.

Nos casos da toxicodependência assiste-se também, por vezes, a uma diminuição sensível de tolerância social face à condição de toxicodependente, que resulta também da repetição e gravidade, das pequenas ofensas e sérios crimes que com ela se associam. Neste caso, pede-se às políticas de saúde que tenham soluções que evitem que estas oscilações de tolerância social face ao fenómeno da toxicodependência resultem numa menor disponibilidade para procurar, abordar e tratar o toxicodependente como um doente, muitas vezes difícil, que precisa de ajuda. Tal como Balint([3]), procurou que os médicos aprendessem a melhorar o seu desempenho face a pessoas de que não gostam, mas que têm a obrigação de tratar, os empreendedores públicos da saúde terão que fazer mais para colocar a questão da dignidade humana no centro das suas preocupações sobre o sistema de saúde.

É de insensibilidade face e esta questão, aquilo que padecem os sistemas de saúde, quando se olha para o outro lado, face ao incómodo, dos "feios", dos "maus", dos sem voz, que deambulam pelas nossas ruas.

Face a esses valores, cada pessoa, de acordo com as suas experiências e crenças, é chamado pelas ocorrências por que passa, a formar opinião, e muitas vezes a fazer opções. E, de quando em vez, a aderir a uma agenda política.

No domínio da política, tanto melhor quanto mais claramente se formularem opções alternativas na hierarquização dos valores que mais contam, quanto maior for o detalhe e sobriedade com que se analisarem as suas consequências para a vida das pessoas. Quanto melhor política, mais viável o aprofundamento da democracia.

Já acima se referiu que uma coisa são as agendas políticas, outra coisa é aquilo que pode acontecer à sua implementação. A literatura ligeira está cheia de interjeições sobre o "já temos diagnósticos suficientes, o que nos falta é fazer" ou "basta de documentos com palavras, agora mão à obra".

Nada mais aparentemente verdadeiro e substancialmente falso. "Fazer" é de facto essencial, mas a questão é saber como fazer bem. Pode-se argumentar em bom rigor, que um bom diagnóstico em políticas de saúde, não se mede, nem pelo tamanho ou adereços técnicos dos documentos que o apresentam, nem pelo estatuto das pessoas que o subscrevem, mas sim pela forma como identifica as causas críticas em relação às quais haverá boas razões para supor que temos remédios que possam actuar efectivamente. De facto, falta-nos quase sempre este tipo de diagnóstico. Um diagnóstico que incorpore as oportunidades e limitações que os nossos instrumentos de governação nos facultam. A distância excessiva entre a norma que se adopta, a lei que se aprova, o discurso que se repete uma e outra vez, por um lado, e o que acontece de facto, afecta qualquer agenda política. Afecta naturalmente mais aquelas políticas que contém ingredientes mais fortes de mudança.

É necessário olhar com mais atenção para os processos de governação.

Os primeiros desafios do SNS foram: assegurar um "financiamento suficiente" através do Orçamento Geral do Estado; conseguir a progressiva cobertura do país por uma rede de centros de saúde e hospitais públicos. Este último objectivo foi um sucesso visível, em contraste com o da sustentação financeira que se transformou numa ameaça crónica, cuja amplitude é só parcialmente conhecida.

Da falta de transparência dos financiamentos públicos à atraente visibilidade das novas infra-estruturas da saúde, foi-se andando com um entendimento muito limitado sobre como confrontar o mais importante: os problemas mais sentidos pelas pessoas (tempos de espera excessivos), a melhoria da qualidade do SNS (enfoque nos resultados, e na continuidade dos processos de cuidados), a sustentabilidade financeira de este tipo de protecção social (gastos sistematicamente superiores às dotações orçamentais).

Os processos de governação incluem numerosos instrumentos de natureza, complexidade e alcance distintos. Coisas como os dispositivos de financiamento, regulação e contratualização, os planos de investimento, os processos de garantia de qualidade e de aprendizagem, entre muitos outros, podem configurar uma maquinaria de influência poderosíssima, ou serem tão só, uma mera caricatura formal de ideias extraídas dos manuais clássicos de governação.

Nos últimos 15 anos emergiu, com alguma força, no âmbito das ciências políticas uma noção, com uma história relativamente latente, conhecida como *"governance"* ou "governança"[4]. À volta desta noção, têm-se tecido uma segunda ideia, a de "good governance" ou boa governança. Os preceitos de boa governança – inclusão, transparência e responsabilização (em versão reduzida) – vêm-se afirmando como referências éticas, essenciais para a democratização da saúde.

Estas regras de boa governança obrigam assim todas as agendas políticas – são transversais a todas elas. Sem progressos em direcção a este quadro ético de boa governança, as políticas expressas não querem dizer muito.

Na evolução dos sistemas de saúde, houve uma "era da protecção social", com o financiamento do acesso aos cuidados de saúde que os modelos de Bismarck e Beveridge criaram. Mas principalmente depois deste último, quando o financiamento da saúde se passou a fazer pelo orçamento do Estado, a questão deixou de ser tão só financiar o acesso aos serviços que existiam, mas a de criar os serviços necessários para realizar os objectivos da saúde. E assim ganharam visibilidade as políticas públicas em saúde: cuidados de saúde primários, melhoria do acesso e qualidade, sem deixar de procurar ganhos em eficiência, promoção e protecção da saúde, estratégias de saúde centradas em metas.

No entanto tornou-se, óbvio que estas políticas públicas, grandes repositórios da racionalidade em saúde, apesar da documentação e do discurso eloquente, esteticamente atraentes a que deram origem, não cumpriam, com frequência, as suas promessas generosas. Chegam com dificuldade ao terreno do real.

Uma das razões para isso, é a separação dos dispositivos que formulam este tipo de políticas públicas, dos mecanismos efectivos de distribuição de recursos e poder.

É indispensável aproximar estes dois aspectos complementares da governação da saúde. Emulando a melhor das fantasias, é preciso que a Bela, escorreita e racional, se aproxime para bem perto da Besta, o Monstro dos subterrâneos do poder.

É óbvia a necessidade de instrumentos formais de governação de boa qualidade, e principalmente das regras de jogo da boa governança. É possível identificar os efeitos da sua ausência, olhando para algumas área concretas da governação da saúde: a importância ou irrelevância das estratégias legislativas; a importância atribuída ou não ao conhecimento e à aprendizagem; o papel da informação, enquanto algo que determina escolhas, permite contestabilidade, reforça a cidadania e estimula o exercício e o escrutínio da responsabilidade.

Duas décadas, mais exactamente 21 anos, depois do início do lançamento de erradicação da varíola em 1959, a Assembleia Mundial da Saúde reunida em Genebra (Maio de 1980), certificou um mundo livre de varíola. O último caso de doença, "transmitida na comunidade" foi observado na Somália em 1977. Em 1978, verificou-se um caso por infecção acidental, num laboratório em Birmingham. O doente morreu, e foi aparentemente a última vítima de uma longa guerra que acabava de ser vencida. O responsável pelo incidente suicidou-se.

A vacinação de rotina contra a varíola foi descontinuada em 1983. Parecia justo. Pouco menos de duzentos anos depois de ter sido descoberta, a primeira vacina a ser utilizada seria também a primeira a ter baixa.

Mas infelizmente a história da varíola não foi remetida para os museus da ciência e da medicina, como se poderia supor em 1980.

Quando terminou a campanha para erradicação desta doença, foi decidido que as últimas reservas laboratoriais do vírus da varíola seriam guardadas em dois laboratórios de alta segurança, um nos Estados Unidos e outro na União Soviética.

Este novo equilíbrio da "guerra fria" revelou-se, a prazo ainda menos sensato que outros. Demonstrou também a debilidade da voz da comunidade científica mundial, especialmente a da saúde pública, face às decisões políticas internacionais com incidência na saúde. Como foi possível fazer de duas super-potências em confronto, guardiãs de matéria tão letal?

Aqueles derradeiros stocks do vírus letal deveriam ter sido incinerados em 30 de Junho de 1999. No entanto, à medida que esta data se foi aproximando, a situação foi adquirindo novos contornos. Em 1992 um cientista soviético, então nos Estados Unidos, fez revelações sobre o arsenal biológico do seu país. Este teria incluído o virus da varíola como arma de guerra. A partir daí a situação piorou. A implosão da União Soviética, deu origem a grandes convulsões económicas e institucionais. Quase tudo poderia ter acontecido naquelas circunstâncias. Vendiam-se toda a espécie de armas aos senhores da guerra. O Iraque, era um bom suspeito.

A nova verdade parecia ser que, a primeira doença universalmente erradicada, com tanto esforço, no decurso de cerca de 20 anos, uma doença tão grave e contagiosa como a varíola, poderia agora ser reintroduzida. Já não tanto por acidente, mas por um acto deliberado de guerra. Simplesmente um crime contra a humanidade que o "mundo político" não parecia ter devidamente prevenido em 1980.

Assim na Assembleia Mundial de 1999, prevaleceu a ideia que havia argumentos de natureza científica – melhorar a qualidade das vacinas disponíveis; investigar novos medicamentos, susceptíveis de serem eficazes contra este vírus – para adiar a sua destruição até finais de 2002. Nos corredores do Palácio das Nações, em Genebra, onde a Assembleia Mundial da Saúde decorre, em Maio de cada ano, temia-se, que, para além do mérito e demérito dos argumentos e expectativas científicas aduzidas, era também uma nova faceta do "equilíbrio do terror", esta centrada no vírus da varíola, o que estava em causa.

Neste contexto, os incidentes de 11 de Setembro de 2001, e o que se lhe seguiu, fazia adivinhar que seria difícil cumprir a nova data prevista para a eliminação das reservas do vírus. Isso veio a confirmar-se na Assembleia Mundial de 2002.

Consequentemente várias autoridades de saúde nacionais desenvolvem "planos de contingência" para lidar com uma possível ressurgência da varíola. Por exemplo no Reino Unido, estes planos incluem a constituição de 12 "Grupos de Resposta à Varíola", que têm como missão, entre outras, ficar em contacto com os eventuais casos que se venham a verificar. Os membros destas equipas foram vacinados contra esta doença.

Já no ano seguinte ao da certificação da eliminação da varíola, um novo flagelo se faz anunciar. Em 1981 regista-se o primeiro caso de SIDA no mundo. Na altura poucos estavam preparados para antecipar a extensão e a gravidade desta nova doença.

Estima-se hoje que, apesar de todos os progressos terapêuticos, observados principalmente a partir de meados da década 90, em 2010, 40 milhões de pessoas terão falecido vítimas da SIDA.

Será justo dizer hoje que as autoridades internacionais reagiram com excessiva lentidão, pelos que poderiam ser hoje critérios aceitáveis de "alerta e resposta rápida"? Numa doença que passa rapidamente de um país para o outro, a "lentidão" das organizações internacionais, arrastaria necessariamente as autoridades de saúde nacionais.

Não existe nenhum relatório promovido pela OMS, Direcção da Organização, Conselho Executivo ou da Assembleia Mundial da Saúde, onde estão representados todos os países membros, que analise o que correu bem e o que correu mal na luta contra a SIDA nos últimos 20 anos, com a profundidade e independência necessárias. Só desta forma é possível tirar as consequências devidas para a melhoria da governação da saúde.

A irupção e rápida disseminação da infecção pelo HIV foi de todo em todo inesperada. Não tem paralelo na história escrita, documentada, da Saúde Pública. No passado, há registos dos efeitos dramáticos da passagem de doenças endémicas, habituais, duma população para outra que nunca a elas foi exposta: foi o caso da tuberculose, da sífilis, da varíola, nos "descobrimentos". Por vezes emerge uma nova doença, ou uma forma nova da mesma doença, quando os agentes infecciosos franqueiam a "barreira da espécie". Quando isso acontece por via alimentar, como na variante humana da "doença das vacas loucas", a doença é controlada quando se eliminam os alimentos infectados da cadeia alimentar do homem. Quando a transmissão tem lugar por outra via, como acontece com os vírus mutantes da gripe, ou com a infecção pelo vírus Ébola, a doença assume carácter agudo, e o facto de ser espectacular, ou a curto prazo, mortal, ajuda à sua contenção.

No caso da SIDA as coisas passaram-se de forma diferente.

Trata-se de um vírus que aparece no homem repentinamente, mas que se esconde profundamente nas células do hospedeiro por vários anos, destroçando os dispositivos de defesa do organismo, o sistema imunitário, até aparecerem os sintomas. Quando estes acabam por aparecer, o fim estaria próximo. Para agravar a situação, a doença transmite-se por via sexual, uma das áreas mais íntimas do comportamento humano; a sua expansão convergiu no tempo com a epidemia das drogas injectáveis, sendo transmitida através das seringas e agulhas; sofre os efeitos de uma adesão, por vezes irregular por parte de toxicodependentes aos tratamentos medicamentosos que entretanto se tornaram disponíveis, reacende a tuberculose num outro contexto biológico; suscita atitudes discriminatórias, alimentadas pelo medo, não pelo conhecimento.

É de facto uma situação que conjuga um conjunto de circunstâncias invulgares e que no seu conjunto, constituem um desafio tremendo para os sistemas de saúde.

Mas os grandes desafios, são também grandes oportunidades de aprendizagem e de progresso que não podem ser desperdiçadas.

Algumas questões críticas poderiam beneficiar em muito de uma análise mais profunda e independente da experiência internacional da luta contra a SIDA.

O primeiro tem a ver com a liderança das organizações internacionais de saúde.

A eleição do Director-Geral da OMS é feita no Comité Executivo desta organização, constituído por um número reduzido dos seus Estados membros que aí tomam assento, segundo um princípio, meio formal, meio informal, de rotatividade. Esta eleição, tem no entanto de ser confirmada por uma maioria da Assembleia Mundial da Saúde, onde estão representados todos os países membros, o que nunca deixou de acontecer. Ora quem elege o Director-Geral, de facto, são as maquinarias diplomáticas dos países membros negociando entre elas, com alguma participação das autoridades de saúde, consoante os países. Como seria de esperar, esta contribuição é tanto maior, quanto maior for o nível de boa governança no respectivo país. Este nível é relativamente baixo em muitos dos cerca de 190 países que constituem a Assembleia Mundial. Se é certo que algumas vezes aparece um candidato forte, de elevada qualidade, dum país pequeno, como foi o caso do dinamarquês Hafdan Mahler, também já aconteceu aparecer um candidato frágil, mas dum país com grande peso económico, e ganhar as eleições.

Neste caso, como em tantos outros, as "trocas de favores" diplomáticos funcionam de uma forma perversa.

Elegeram, através de uma lógica que nada têm a ver com a boa governação global da saúde, um dirigente com sérias limitações para fazer bem o seu trabalho. Um abaixamento do nível da governação global da saúde, afecta muito mais os países em vias de desenvolvimento, que são exactamente os mais susceptíveis às pressões e às "trocas de favores" que ocorrem nestes processos eleitorais. É tipicamente, o que acontece quando a Bela se sente impotente para influenciar o Monstro. A verdade destas lógicas eleitorais perversas, deduz-se por episódios conhecidos e pelas limitações evidentes dos vencedores, mas não está integralmente documentada em parte nenhuma. Não fora a falta de transparência, um dos indicadores mais fiáveis do baixo nível de governança.

Tudo isto acontece perante a falta de informação e de envolvimento das comunidades científicas da saúde, a nível nacional e internacional. Não seria impossível que tanto umas como outras, acordassem desta indiferença perante a necessidade de promover a qualidade da governação global da saúde. Ainda há um longo caminho a percorrer na democratização da saúde.

Estas limitações na governação da saúde têm consequências.

A criação de um dispositivo para a luta contra a SIDA, no âmbito das Nações Unidas, fora da OMS, não seria possível com uma OMS forte.

Há que ver com atenção as questões que têm a haver com a gestão dos programas de luta contra a SIDA. Em relação aos dispositivos de gestão específicos, como as comissões nacionais e outros, é necessário assegurar que eles se articulem convenientemente com as infra-estruturas técnicas da saúde pública do país. O que não é tão fácil como parece.

É importante evitar que as autoridades de saúde pública do país acabem por ser marginalizadas e portanto desresponsabilizadas na luta contra a SIDA. Isto por vezes acontece, e não parece bom.

As incidências da luta contra a SIDA na África do Sul[5], assim como noutros países, sugerem a necessidade de um processo de certificação, internacional, forte, independente, e altamente publicitado, da qualidade dos programas da luta contra a SIDA. Não se podem deixar questões assim tão importantes à mercê dos caprichos de factores políticos conjunturais.

Não é possível esquecer as consequências catastróficas da SIDA em África, e o facto da resposta a esta catástrofe continuar a estar aquém do necessário.

Foram necessários milhões de infectados para entender que os medicamentos anti-vírus da SIDA seriam cada vez mais necessários onde não são produzidos e onde não há dinheiro para os pagar, e que se as "regras habituais das patentes e dos mercados" não fossem aplicadas aí doutra forma, gerações inteiras de jovens adultos iriam ser sacrificadas. Deixam atrás órfãos desprotegidos numa dimensão sem precedentes – as velhas pragas levavam famílias inteiras, não eram tão cirurgicamente selectivas – e derrotam também as esperanças de países inteiros num desenvolvimento sócio-económico mais rápido.

Estimava-se em 2003, que havia 15 milhões de crianças órfãs devido à SIDA, 80% das quais na África ao Sul do Saara.

Noções como "patentes", "mercado", "concorrência" ou "estado", são realidades de indiscutível importância e fonte de inúmeros benefícios. Mas a sua aplicação em domínio tão complexo, específico e sensível como a saúde, sem sequer serem relativizadas ou contextualizadas, pode ser muitas vezes, um acto de cegueira, com consequências dramáticas.

É necessário saber em detalhe quais são as decisões que fazem mover o mundo real da saúde, para não nos distrairmos com abstracções que as tornam menos evidentes.

Fazem-se leis sobre a saúde, frequentemente sem preparar o terreno e por vezes, implementam-se essas leis sem atentar na importância de manter harmónica a relação entre as suas componentes. Uma analogia importada do hipismo, ajuda a ilustrar estas ideias. Podem comparar-se os vários componentes de uma peça legislativa no momento de arranque da sua execução como um conjunto de cavalos prestes a partir na pista do hipódromo. No entanto, este terreno não é plano, e portanto alguns cavalos terão mais dificuldades do que outros, partes da lei vão correr mais depressa que outras. A configuração real da norma não será a da "partida", mas sim o perfil de "chegada" de cada parte da peça legislativa. Por exemplo a Lei do SNS de 1979 previa a criação de uma estrutura central para o SNS. Esta lei foi revogada onze anos depois, sem isso ter acontecido. Vinte cinco anos após, aquilo que poderia ter sido a direcção central do SNS, articulando-se harmoniosamente com as administrações regionais, continua a ser um conjunto fragmentado de serviços, muito insuficientemente coordenados. A incompleta realização da Lei do Serviço Nacional de Saúde (1979) teve consequências sérias. Exemplos deste tipo abundam.

Outro tema de grande importância na governação da saúde, tem a ver com as relações entre as decisões políticas e o conhecimento. Há, pelo menos duas questões difíceis nesta relação particularmente problemática.

A primeira destas questões refere ao desenho de uma nova solução no âmbito do sistema de saúde, por exemplo, um novo modelo de gestão.

A agenda política veicula habitualmente alguma ideia sobre o tipo de reforma que se pretende. Mas a jusante das ideias gerais da agenda, há soluções técnicas concretas. É bom de dizer que há que construir sobre o Tejo, mais uma ponte tipo "Golden Gate", mas é a engenharia de pontes que vai precisar como é que ela vai ser. Não só para corresponder à ideia geral do tipo de ponte que se precisa, mas também para que "funcione" – não caia no prazo da sua validade. Isto chama-se fundamentação técnico-científica.

Por outras palavras, há aqui duas coisas a atender, não só uma. Há legitimidade política e há também legitimidade técnico-científica. Como se faz esta legitimação técnica na saúde? Apesar do contexto e da abordagem serem diferentes, os princípios são os mesmos dos que para a ponte sobre o Tejo: recorrendo ao conhecimento acumulado sobre o que é provável que funcione e aquilo que não o é.

Argumenta-se por vezes na saúde, surpreendentemente, que não há tempo para estudos. Só pode dizer isso, quem está suficientemente confiante que nunca vai ser responsabilizado por projectos iniciados sem qualquer fundamentação técnica que obedeça aos requisitos mínimos, universalmente reconhecidos, para o efeito.

Há que ficar à espera, eternamente, pela ausência total de incertezas? Seguramente que não. Mas uma coisa é construir seriamente um compromisso razoável entre os tempos de acção política e um grau de incerteza que é possível gerir, outra coisa é partir à aventura sem qualquer esforço sério de fundamentação. A consciência da natureza desse compromisso é importante, porque é ela que determina as características dos dispositivos de aprendizagem que é necessário ter para acompanhar e ajustar o comportamento dos novos modelos face às realidades onde se inserem. Culturas políticas que arriscam reformas ambiciosas, escoradas exclusivamente em legitimidade política, estão pouco inclinadas a aprender com a experiência. As avaliações rigorosas e independentes que são necessárias para aprender, são substituídas por puro marketing político.

Como na saúde os resultados não são, muitas vezes, imediatamente aparentes, como nas pontes, a tentação de confundir legitimidade técnico--científica com legitimidade política, é considerável.

O resultado é lamentável. E isso traz-nos à segunda questão na relação entre decisão política e conhecimento: a questão de saber o que são "resultados".

Há já algum tempo uma forte tendência para gerir, não em função dos recursos que julgamos necessários para realizar aquilo que se espera que a organização de saúde faça, ou dos processos de trabalho que foram referenciados como boas práticas, mas em função dos resultados concretos que é razoável antecipar. Metas ou "resultados" esperados, são a nova palavra de ordem.

Mas a análise dos resultados é operação com alguma sofisticação. Têm regras próprias. Exige o conhecimento dessas regras e experiência da sua aplicação no contexto muito específico da saúde e das suas organizações.

Os sistemas políticos, centrados na realização de uma agenda, tendem a precipitar-se naquilo que deve ser um trajecto cuidadoso, entre os "dados" que se têm, e aquilo a que se podem chamar os "resultados" do projecto. O segredo aqui, está no facto de os dados que se têm, suscitarem sempre várias interpretações sobre aquilo que podem significar. Nos domínios do conhecimento é proibido ficar ali logo fixado na primeira interpretação de conveniência. Há que pôr sobre a mesa todas as hipóteses plausíveis, e argumentar elaboradamente sobre qual delas obedece melhor às regras da evidência. Em caso de dúvida, é perigoso adivinhar, há que recorrer, não àqueles a que apetece, mas àqueles que sabem.

Em 2002, uma Comissão do Parlamento Canadiano, com a missão de estudar a qualidade da governação da saúde concluiu que "era necessário estabelecer um dispositivo independente e permanente para anualmente relatar o estado de saúde dos canadianos e o grau de desenvolvimento do seu sistema de saúde".

Poucos anos antes, a OMS/Europa lançava o seu Observatório de Sistemas de Saúde[6] com o objectivo de melhorar a base de evidência com que se tomam decisões na reforma dos sistemas de saúde na Europa.

Há relativamente pouco tempo, uma alta responsável da saúde de um país europeu, ao lhe ser perguntado o que pensava sobre a necessidade de um Observatório das "reformas da saúde" no seu país, respondeu com eloquência e parcimónia, que estava exactamente à procura desse espaço virtuoso, que se situa entre o estar suficientemente próximo para ser "amigo da mudança", e o suficientemente afastado para ter a necessária credibilidade social.

Este espaço é estreito, mas é preciso cultivá-lo, para prosseguir na democratização da saúde.

MÃOS INVISÍVEIS

Num vasto terreno em Nova Iorque, que não é oficialmente território dos Estados Unidos, situado na First Avenue de Manhattam, entre esta e o mar, doado pelo milionário John Rockefeller Jr., está a sede da Organização das Nações Unidas.

O edifício-sede da ONU é seguramente a face mais visível da organização, mas também uma das imagens que melhor identificam a imponente metrópole norte-americana. Dos quatro edifícios que aí se situam, três aconchegam-se à sombra dominante da uma torre de 39 andares, sobre o largo, desenhada pelo arquitecto brasileiro Óscar Niemayer e ultimada em 1950. Na altura, espelhava uma nova concepção arquitectónica. A sua leveza, efusivamente vítrea, contrasta com as construções mais densas do princípio do século que com ela contracenam no rebordo oriental desta pequena ilha cosmopolita.

A carga simbólica desta coexistências territorial é inevitável – NY imagem de marca da grande União e do seu poder real, e dentro dela o esboço-embrião do governo da paz no mundo. Um embrião crescendo com dificuldade, irregularmente.

De um lado um grande país, que cresceu rápida e confiadamente à luz da sua constituição liberal e das instituições que dela decorrem.

Por outro lado uma organização mundial para a paz e de tudo aquilo que com esta se relaciona: desenvolvimento económico e social (PNUD), cultura (UNESCO), saúde (OMS), a concertação dos interesses no mundo do trabalho (OIT), a existência de alimentos para todos (FAO), a protecção da criança (UNICEF).

É no edifício-sede da ONU em NY, que se pode apreciar a "janela de Chagall" – o vitral com as cores próprias do optimismo incorrigível do artista russo – concebido e realizado como homenagem a Dag Hammarsskjold. Sueco de linhagem, filho de primeiro-ministro, este Secretário-Geral das Nações Unidas, morreu em serviço, sobrevoando o Congo, espreitando as estreitas veredas da paz num país e continente, convulso e ameaçado. Tinha 56 anos de idade.

Não houve desafio maior para a visão optimista da vida, que Chagall tão bem encarnou, que a questão da paz. Nesta representação, em homenagem ao falecido dirigente da ONU, movem-se as pessoas que lutam pela paz, uma face angelical emerge das flores para beijar o rosto de uma criança, evoca-se a nona sinfonia de Beethoven que o homenageado apreciava particularmente.

Chegamos aos primeiros anos do novo milénio. Desta vez, não houve milenaristas esperando o fim do mundo. O mundo parece demasiado imprevisível, para alguém supor saber que vai acabar.

A única potência global foi atingida seriamente em 11 de Setembro de 2001. Dobrou-se sobre a ferida e reagiu, por dentro e por fora. E depois agiu como o faz um corpo ferido, grande e poderoso.

Os outros, que fazem parte do mesmo mundo global, sentiram-se feridos também, mas reagiram de uma forma diferente, porque as feridas eram mais distantes e os corpos não são bem os mesmos. Por isso, as reacções de uns e outros, não coincidem completamente. A consciência dessa não coincidência, em matéria tão vital é um fenómeno novo, uma nova fonte de incertezas.

Uma comissão de sábios procura agora uma nova fórmula para o funcionamento do Conselho de Segurança da ONU que supere as feridas do pós-11 de Novembro. São regras que dizem respeito essencialmente às circunstâncias em que é aceitável atacar, fazer a guerra, com a intenção de evitar ser atacado. Acompanhar este debate, tomar posição, e aprender alguma coisa sobre os argumentos da gestão de equilíbrios finos, é fazer parte do mundo global.

Nova York estava condenada a ser o epicentro trágico dos atentados de 11 de Setembro. Estes atingiram tanto o centro político, como também a capital simbólica da Nação americana. Mas acertaram também na capital do governo da paz. Paz, que desde há muito tinha deixado de ser uma questão entre as nações, para passar a ser um desafio no interior de velhas e novas nações: como no Vietname, Angola, Bósnia, Colômbia, na Palestina e em Israel, no Afeganistão e no Iraque.

Mudaram as fronteiras da paz e da guerra. E as questões da guerra deslocalizaram-se das fronteiras entre os estados para o seu interior. É porventura necessário também deslocar, redesenhar, e reconstruir as pontes sobre as fronteiras que mudaram.

Isto não é, no entanto, imediatamente evidente.

Mãos Invisíveis 183

Das más notícias, dos números das catástrofes, sejam elas da guerra, da fome ou da doença, fomos aprendendo a defender-nos. As gordas manchetes que nos chegam periodicamente, são recebidas como incómodos e são rapidamente transformadas em pensamentos ou expressões como "outra vez as desgraças". Os noticiários estão cheios delas.

Isto acontece tanto mais facilmente, quando menos estas notícias ou relatos forem acompanhados por explicações sobre as causas que convidem à aprendizagem, à acção tangível, ao próximo passo, ao empenhamento e até à indignação e à revolta.

Estão na infância da gestão, as redes informais associadas aos grandes aparelhos formais da saúde. A imparável globalização da informação, tornou impossível ignorar a trágica situação da saúde em quase toda a África – onde nalguns países a esperança de vida baixou mais de 30% na última década! – uma parte considerável da América do Sul e da Ásia, e também no "quarto mundo", das metrópoles europeias e norte-americanas. Enormes desigualdades ofendem os mais básicos preceitos da dignidade humana. É improvável que se possam continuar a trivializar, ao ponto de constituírem notícia, só quando por catástrofe, contágio de viajantes ou movimentos migratórios ameaçadores, põe em risco a segurança e bem-estar do mundo mais desenvolvido.

É preciso contar as histórias que esclarecem a natureza da responsabilidade global pela dignidade de todos e cada um dos homens.

Na década de 50, dois cientistas americanos, Jonas Salk e Albert Sabin, tornaram-se universalmente conhecidos. Deram o nome a duas vacinas contra a poliomielite, de características diferentes, que foram desenvolvidas e disponibilizadas durante essa década. Vacinar contra a "pólio", passou a ser uma das grandes prioridades da saúde.

Mas a boa nova não chegou a tempo.

Na Índia, em 1961, Siddhart Dube nasceu no dia que o seu irmão mais velho, de quatro anos, contraía a pólio. Sobreviveu, mas ficou paralisado do pescoço para baixo. Impressionado pela experiência de vida do irmão, Dube abandonou o jornalismo e dedicou-se à saúde pública, à UNICEF e à luta contra a pólio. Num ensaio impressionante incluído na obra "O Fim da Pólio", com imagens a preto e branco de Sebastião Salgado[1], conta episódios da vida de Brij Lal, que conheceu quando este já estava no final da adolescência, em 1994:

"...O seu corpo macilento estava tão amachucado que só podia rastejar uns centímetros sem auxílio. Deitado, mal se conseguia virar de um lado para o outro. ...Pela madrugada, todos os dias, a mãe de Brij Lal, pobre, sem terras, viúva há muitos anos, dava de comer ao seu adorado único filho, lavava-o e depois carregava-o às costas pelo carreiro que saía da aldeia, onde o deixava encostado a uma árvore. Depois pegava nele outra vez, quando regressava à noite, de trabalhar, por uma miséria, nas terras dos outros. Foi assim que Brij Lal passou toda a sua vida desde que ficou paralítico".

Que vida, que sofrimento!

Por ser um caso extremo, este, não pode deixar de ser uma oportunidade para olhar para a condição humana de muitos doentes crónicos, incapazes de viverem autonomamente, e para aqueles que deles cuidam, todos os dias, sem descanso ou alívio.

Talvez não seja necessário dizer que, se Brij Lal tivesse tido acesso aos cuidados baseados na aplicação de calor e estiramento dos membros afectados, tratamentos conhecidos desde os anos 40, a sua vida teria sido porventura, um pouco melhor.

Nos países mais desenvolvidos, a pólio desapareceu há anos. Mas, ainda em pleno Século XX, Nova Iorque experimentou uma das maiores epidemias desse Século, durante a qual 9 mil pessoas morreram e 27 mil ficaram paralisadas.

A luta contra a poliomielite, e outras doenças evitáveis por vacinação, esta associada a um episódio, que peca, por ser infelizmente único. Em 1985 durante a guerra em S. Salvador, houve três dias de tréguas para vacinar crianças. Pela primeira vez, que se saiba, desde os jogos olímpicos da antiguidade os combatentes pararam as hostilidades por uma boa causa. E no meio da insanidade da guerra, parar, fazer alguma coisa de útil, e pensar um pouco, só pode fazer bem.

Em 1988, a OMS lançou a Iniciativa Global para Erradicar a Pólio.

Em 2003, só seis países, três em África e três na Ásia, declararam casos de pólio, num total de 784 casos.

O objectivo da erradicação da pólio, na primeira década deste Século, parece estar ao nosso alcance.

Contudo, de repente, alguma coisa correu mal. No norte da Nigéria corre o rumor que a vacina está a causar a infertilidade e a provocar a expansão do vírus da SIDA. A vacinação é interrompida. Irrompe uma epidemia da doença que invade em 2004, doze países, nas proximidades da Nigéria, que já tinham deixado de ter a doença. Só na Nigéria, até meados de Novembro de 2004, tinham sido registados quase 700 casos. A OMS lança uma campanha maciça de vacinação na zona.

Mãos Invisíveis

Nos antípodas da América, é a pujança de Hong-Kong, mais que os seus arranha-céus, que faz lembrar Nova Iorque.

Estamos agora na China de um novo milénio – crescimento económico intenso, criando pressões crescentes sobre os recursos energéticos planetários, cultura política sui generis, a grande revelação em números de medalhas olímpicas nos Jogos de Atenas, do segundo milénio da era cristã.

Ali nasce todos os anos, e mais intensamente a partir da segunda metade dos anos 90, a pergunta que preocupa as autoridades de saúde pública de todo o mundo – para quando uma nova pandemia de gripe?

O vírus da gripe, é particularmente ladino. Ao sofrer alterações frequentes e imprevisíveis – mutações – diminui as possibilidades que os seres vivos infectados têm de se defenderem da infecção – uma vez que o seu sistema defensivo, imunológico, foi sensibilizado e está preparado para se proteger bem das versões anteriores do vírus, mas muito pior dos novos mutantes.

O que ultimamente se tem observado, é uma intensa actividade gripal entre as aves. E já tem acontecido um destes vírus novos irromper nas aves, saltar a barreira da espécie, passar para o homem, e provocar gripe humana. No entanto, quando isso acontece, tem-se verificado que o vírus não se transmite com grande facilidade de homem para homem, portanto não provoca surtos ameaçadores. Mesmo assim, em 2003, na Holanda, registou-se um surto com 89 casos humanos e uma morte. Em parte, esta relativa protecção decorre do facto de, apesar de tudo o que se possa dizer, as aves e os humanos, são espécies razoavelmente afastadas uma da outra para que o salto na barreira da espécie seja suficientemente grande para ser excessivamente perigoso. No entanto, há justos temores que este vírus aviário, acabe por encontrar uma espécie de ponte mais conveniente para chegar ao homem com mais fortes capacidades de transmissão – por exemplo, passar para um mamífero domesticado e próximo do homem, e modificado, saltar para o homem, muito mais adaptado à espécie humana, transmitindo-se com muito mais facilidade de um homem para o outro.

Então podíamos ter uma pandemia de gripe, com graves consequências. A gripe Espanhola (1918-19), foi a mais grave pandemia que se conhece. Dizimou entre 20 a 50 milhões de pessoas globalmente. Cerca de metade destes, eram jovens, adultos saudáveis. Seguiram-se-lhe a asiática (1957/58) e a de Hong Kong (68-69).

Para fazer face a este tipo de ameaças globais, é necessária uma cooperação entre os países de grande qualidade e precisão. Todos os países têm hoje, de uma forma ou doutra, um plano de contingência contra uma pandemia da gripe. A capacidade de executarem bem esse plano, depende, em grande parte, da qualidade das infra-estruturas de saúde pública do país, da qualidade da gestão do seu sistema de saúde, mas, também em grande parte da qualidade da governação global da saúde.

Mas não é só em relação às doenças transmissíveis, como a varíola, a SIDA, a poliomielite ou a gripe, que a dimensão global assume uma relevância óbvia na saúde.

Os fluxos intercontinentais que alimentam as grandes toxicode-pendências são outro exemplo de problemas de natureza global.

A Guerra do Ópio (1839-42), foi uma das grandes ofensas interna-cionais que a China foi obrigada a consentir, e ao contrário da repressão à "marcha do sal" da Índia de Gandhi, cerca de 100 anos mais tarde, não foi uma das últimas. O que se passou, foi que os ingleses traficavam intensamente ópio da Índia para a China, com grandes proventos, até que o Governador de Cantão, impressionado pelos grandes estragos sociais que a droga estava a causar, reagiu, mandando lançar ao mar 200 mil caixotes de ópio e interrompendo o comércio com a Grã-Bretanha. A esquadra de Sua Majestade reagiu e fez estragos suficientes para obri-gar a China a recuar, pagar uma indemnização pela destruição do ópio, e ceder ao mais forte, o ilhéu de Hong Kong.

As coisas hoje já não se passam bem assim. Mas tem sido difícil encontrar alternativas viáveis para as economias da droga, como parece continuar a ser a da Colômbia e tornar a ser a do Afeganistão. O diferen-cial de preço entre aquilo que recebe o agricultor e aquilo que custa na rua, permite mais-valias de tais proporções, que chegam para tudo.

A economia da droga é um problema global.

Questões como a SIDA, os limites sociais das patentes das tecno-logias da saúde, das garantias contra a re-introdução da varíola, os riscos de grandes pandemias, o controle efectivo dos factores que alimentam a economia da droga, e outras coisas mais, não têm uma solução exclusi-vamente local, têm uma importante componente global. Mas tão-pouco podem ser resolvidas globalmente – requerem uma forte consciência e acção local.

Mãos Invisíveis 187

Creta é uma grande ilha entre a Europa e a África.

Por alguma razão foi nas suas praias que os Deuses mitológicos possuiram a Europa. Era aí também que o Minotauro guardava o labirinto. O labirinto grego e a linearidade latina, fizeram também a Europa.

O alfabeto, com letras que se combinam em palavras, permitiu exprimir ideias que a escrita figurativa fazia com muito maior dificuldade. E foi assim que o monoteísmo, dependente da capacidade de exprimir e divulgar ideias abstractas se expandiu com o alfabeto. As grandes religiões do Livro fizeram também a Europa.

Europa é o Fórum Romano e o Coliseu, a Ágora e o Partenon, os templos góticos de Paris e Colónia, S. Pedro, em Roma e S. Paulo, em Londres, mas também as mesquitas de Córdova e Istambul, as sinagogas de Toledo e os templos judaicos de Belmonte e Castelo de Vide.

Existem todas as razões, para que a ideia de Europa, se a houver, seja uma ideia inclusiva.

Escreve, de novo, Suso de Toro, olhando a Europa, na perspectiva do Caminho:

"...El camino es una vía iniciática que se ha actualizado y vuelve a entrar en la cultura Europea. Una incrustación arcaica que atrae a modernos. Un mito que nació para unir Europa: es su símbolo, y en este tiempo de recrear ese sueno tenemos que saber que somos una nación de pueblos europeos que ya no es confesional y si tecnológica, pero que precisa de valores, convicciones e referencias simbólicas comunes. No se trata de uniformizarnos, se trata de confluir en el mismo camino".

O projecto político da Europa, move-se. O efeito somado da lentidão com que o faz, da extrema complexidade das questões que suscita, e a falta de três ou quatro ideias simples que acendam uma visão da Europa, faz com que nas ruas dos muitos e variados bairros do velho continente, ninguém tropece com a Europa. Europa é significativamente uma abstracção, a maior parte das vezes, uma abstracção estatística, mesmo quando se vota para a Europa. E a prova, é que não se encontram sentimentos sobre as escolhas que há que fazer sobre a Europa, fora da política profissional. Não há ondas de adesão ou refluxos críticos. Ninguém gasta sentimentos em abstracções. No meu bairro, poucos repararam na cerimónia Constitucional de Roma, e ninguém se emocionou com ela. Por vezes alguma coisa se destapa desta Europa intangível, quando acontecem coisas mais palpáveis, como a desaparição das fronteiras ou a distribuição de uma nova moeda, igual para todos.

A Europa envelhece, especialmente a Europa do Sul. Este é mais um factor de incerteza. Os fluxos migratórios são cada vez mais úteis para manter uma população activa necessária para servir um amplo leque de ocupações e para manter o equilíbrio entre diferentes gerações que os sistemas de protecção não dispensam. Por outro lado, são também cada vez mais inevitáveis.

Um homem jovem da África negra recorre à sua família extensa, mas pobre, para arranjar os 1000 Euros que precisa para pagar aos traficantes a sua viagem através do mar que o separa do futuro. A família recolhe tudo o que pode valer dinheiro para investir neste futuro, que pode ser bom para todos. Mas é um capital de alto risco. Pode nunca conseguir atravessar, ou passar alguns anos de várias tentativas frustradas e doridas, pode perder-se na marginalidade que espreita a pobreza e a necessidade dos acampamentos provisórios nas margens do mar, pode desaparecer para sempre numa das tentativas para saltar o fosso da "fortaleza Europa".

Europa significa coisas diversas para pessoas diferentes.

Os efeitos da Europa, agora a 25, e alguns mais, dentro de relativamente pouco tempo, levantam novas interrogações, raramente formuladas e muito menos discutidas em termos de cidadania.

Dois aspectos fundamentais do "projecto europeu" ilustram algumas das suas potencialidades e também muitas das suas limitações.

O primeiro é o pacto de estabilidade e crescimento.

É importante promover uma economia sã, em que ninguém tenha a tentação de viver acima das suas possibilidades em prejuízo de outrem. Por outro lado a adopção de calendários e metas, é essencial para o processo político da construção Europeia. No entanto, a partir daqui, há muito que questionar. Quais são as implicações do calendário e metas adoptadas nos sistemas de protecção social e na qualidade da governação dos diversos países europeus? Serão os mesmos em Portugal e na Suécia, em Espanha ou na Holanda? É isto completamente independente das características do ciclo económico? É muito improvável que o seja – e no entanto, mesmo as pessoas atentas, não conseguiram ainda perceber como é possível que este tipo de questões não estejam profundamente estudadas e as respostas facilmente acessíveis. Não teria sido melhor elaborar a qualidade e flexibilização desta gestão (só agora se dão alguns passos nesse sentido), do que permitir óbvios artifícios e interpretações pouco rigorosas sobre a realização dos objectivos do pacto? Embaraçosamente, em pelo menos dois países, nos anos mais recentes, os novos governos queixaram-se publicamente do contrabando contabilístico dos seus antecessores.

É isto bom para a cidadania, para o bem-estar dos europeus?

Jacques Delors, pensa que não.

O segundo é a Estratégia de Lisboa de 2000.

A Estratégia de Lisboa estabelece metas para caminhar no sentido de uma Europa mais competitiva, mais avançada como sociedade do conhecimento, "capaz de promover um crescimento económico sustentável, com mais e melhores empregos, com maior coesão social e respeito pelo ambiente". Isto é, importante para a gestão dos sistemas sociais complexos, como o da saúde, e para o bem-estar dos portugueses.

Mais de quatro anos depois da reunião de Lisboa, O Relatório Wim Kok([2]) divulgado em Novembro de 2004, refere resultados frustrantes:

"This disappointing delivery is due to an overloaded agenda, poor coordination and conflicting priorities. Still the key issue has been the lack of determined political action".

Por outras palavras, mau governo.

Quem paga o preço político deste fracasso?

Se não é ninguém, como parece ser o caso, este dificilmente será um nível de decisão política democraticamente responsável e portanto suficientemente legitimado.

Para haver um nível político legítimo é necessário que ele esteja factualmente acessível ao escrutínio das implicações daquilo que se decide e vulnerável às suas críticas. O governo da União Europeia obviamente que o não é.

Está em processo de adopção a primeira Constituição Europeia. Quantos entre nós estão preparados para perceber exactamente do que se trata? É indispensável integrar nos debates políticos do país, uma dimensão europeia tangível.

No decurso da evolução dos tratados da União Europeia, a "saúde pública" tradicional, foi-se integrando cada vez melhor, enquanto que a questão dos cuidados de saúde, foi permanecendo sob o âmbito dos sistemas de protecção social e portanto no domínio das responsabilidades dos estados membros.

Mais de 60 anos após Beveridge, 30 anos após Lalonde, 20 anos após a estratégia Europeia da OMS, a ideia oficial de saúde da EU e a sua "estratégia da saúde" não integra, numa concepção única, comportamentos, ambiente, diagnóstico e tratamento da doença e organização, gestão e financiamento dos serviços de saúde. Não chegou sequer ao ponto de adoptar metas de saúde para a Europa. Existem para a educação e para a sociedade da informação.

É importante, para superar rapidamente este atraso de meio século, que o fórum de saúde da União Europeia possa ser activado para esse fim, tirando o melhor partido possível dos vários pontos de vista já expressos sobre a Estratégia de Saúde Europeia. A constituição do Centro Europeu para o Controle e Prevenção da Doença, em instalação na Suécia, é uma boa notícia.

Quando em meados da década de 90, dois cidadãos do Luxemburgo, o Sr. Decker e o Sr. Kohll, pediram ao Seguro Público do seu país para reembolsá-los de cuidados de saúde adquiridos respectivamente na Bélgica e na Alemanha, o Seguro recusou fazê-lo, alegando falta de autorização prévia. Os cidadãos não se ficaram – recorreram aos Tribunais da União Europeia. Estes mandaram o Seguro pagar.

Esta foi a primeira de uma série de decisões no mesmo sentido. À falta de políticas suficientemente claras em relação à globalidade dos sistemas de saúde, têm cabido aos tribunais encontrar soluções. Estes, têm procurado compatibilizar a "gestão nacional" dos sistemas de protecção social, com o direito que as pessoas têm de procurar, no espaço europeu, serviços para cujo financiamento contribuem regularmente nos seus países. A Comissão Europeia tem procurado, muito recentemente, regular esta situação através do, estranhamente denominado "Processo de reflexão de alto nível sobre a mobilidade dos doentes e os cuidados de saúde".

Enquanto que, na segunda metade da década de 80, os países do Sul da Europa, ainda com as instituições frágeis de democracia muito recente, davam os primeiros passos na Europa comum, a Leste caía o muro de Berlim.

Era um homem tão corpulento, quanto amistoso, pediatra num hospital central de Moscovo. Falador imparável, ainda no tempo da União Soviética, era uma crítico arguto e particularmente inteligente daquilo que se passava no seu país. Comparava-o como uma espécie de elefante de grandes proporções, capaz de dar grandes passos – industrializar, criar extensas infra-estruturas de saúde e educação num país de grandes dimensões, tornar-se numa grande potência desportiva, ser uma força militar com capacidade nuclear, ter sido o primeiro país a lançar um homem no espaço – e ao mesmo tempo ser muito incompetente em dar os pequenos passos de dança do dia-a-dia – dar voz e escolhas pessoais, democratizar as instituições, responder a algumas necessidades banais de consumo diário.

Este profissional, dedicado e tecnicamente competente, chefiava um grande departamento de pediatria num hospital da capital da antiga União Soviética. Não tinha queixas com a qualidade e quantidade do seu *staff* de médicos e enfermeiros. Contava, no entanto, que um dos problemas que tinha, era o de substituir as vidraças partidas das janelas do departamento. Janelas partidas, é algo indesejável em qualquer lado, imagina--se agora o que será no Inverno moscovita. Homem prático, arranjou uma solução com o que havia. Quando recebia o seu fornecimento periódico de álcool para o serviço, metade ia para os usos habituais, enquanto que a outra metade era distribuída numa pequena colecção de garrafinhas.

A razão era simples. Na rede informal, não oficial, de pequenos serviços, uma vidraça pequena, custava quatro garrafinhas, uma maior poderia ir até oito. O nosso amigo pediatra tinha uma modesta casa de campo, mas arranjar uns toros de madeira para substituir os que apodreciam era o cabo dos trabalhos. Isso explicava, em grande medida, as dimensões invulgares da sua "agenda de direcções". Cada pessoa que conhecia, incluindo naturalmente os familiares das crianças que tratava, desde que tivessem uma profissão útil na rede informal de pequenos serviços, ia para a agenda. Dizia, filosoficamente, que o regime tinha estabelecido uma espécie de equilíbrio na acumulação da riqueza – uma pessoa conseguia um apartamento na cidade, uma casita de campo, um automóvel, um sítio para ir de férias, uma escola para as crianças, e um dispensário, policlínica ou hospital, para ir quando necessário, e a partir daí, escusava de se tornar ganancioso, porque não havia mais nada para comprar.

Visitar Moscovo era sempre uma ocasião de grande constrangimento. O choque entre o pensamento da Saúde Pública ocidental e as antiquadas concepções que ainda imperavam naquele país, eram evidentes. Nos últimos anos da União Soviética este constrangimento não parou de crescer. Enquanto a Ocidente a "abertura" da Gorbachov despertava grandes esperanças, no interior do país, nas instituições, era evidente a desorientação em relação ao presente e o receio em relação ao futuro. Assistia-se, a um óbvio relaxamento das regras rígidas do antigo regime, sem novas regras que ocupassem o seu lugar. A "transição" iria ser penosa para muita gente.

Os mercados da cidade estavam agora cheios de coisas boas, mas vazios de gente, pois muito poucos ganhavam o suficiente para comprá--las, depois de terem passado toda uma vida com dinheiro na mão e sem nada para comprar. A velha regra, segundo a qual quem critica a crueza da transição, é um saudosista do passado, ajudou muito a desenfrear um período de grande sofrimento para uma parte substancial da população destes países.

A divisão político-militar da Europa até 1990, tinha escondido aos olhos do Ocidente a grande diversidade cultural do leste Europeu.

A transição democrática na Polónia constituiu um processo particularmente invulgar. Sentaram-se em mesas redondas para negociar a transição, pessoas marcadas historicamente pelo drama da destruição total de Varsóvia, pelo exército nazi, e da sua fiel reconstrução (pedra por pedra) após a II Guerra Mundial, gente de Gdansk, que crescera com o processo da industrialização do pós-guerra e que tinha dado a sua contribuição no processo de democratização, as representações das ainda vastas comunidades agrícolas e das suas reminiscências políticas de outros tempos, os "partidos rurais", pessoas que veiculavam o ponto de vista do influente catolicismo polaco.

O contraste com a República Checa era notório. Na capital de um dos países mais industrializados da Europa do antes da II Grande Guerra, Praga, respirava a elaboração fina da intelectualidade da "Europa central", de Kundera e Havel, mais próxima de Viena e Munique, que das costas "mais simples" do Báltico.

Tornou-se evidente também, toda a carga simbólica que animava as propostas de reforma, incluindo as da saúde: "quanto mais diferente for a solução proposta daquilo que conhecemos até aqui, tanto mais interessante". Mudar para qualquer coisa muito diferente parecia ser a força mobilizadora, e significava muitas vezes voltar para os modelos institucionais de antes da guerra – na caso da saúde, o sistema bismarckiano de seguros públicos de saúde, numa versão idealizada pela distância no tempo e pela limitada compreensão da sociedade alemã contemporânea. E de pouco servia a mais fundamentada "contra argumentação". Neste clima, muitas vezes, não foi possível fazer outra coisa do que experimentar e pagar o preço, até reencontrar o caminho de gerir uma mudança com mais senso.

Na ex-Jugoslávia, a cisão trágica entre Zagreb e Belgrado foi o reflexo do acicatar de diferenças antigas sobre aproximações recentes, que se supunham mais sólidas. Zagreb, capital da Croácia, foi um dos centros urbanos importantes do Império Austro-Húngaro, Ocidental, centro-europeia, e católica, com uma das mais antigas Escolas de Saúde Pública da Europa. Belgrado, capital da Sérvia, oriental e ortodoxa, aliada histórica da Rússia, faz parte do mosaico Balcânico, longamente ocupado pelo poder Otomano. Durante um longo passado histórico, entre os dois, durante muito tempo, houve mais fronteira do que pontes.

Era impressionante conhecer a Albânia do fim dos anos 80. Visitar Tirana, era como tirar da gaveta, um velho álbum de fotografias dos anos 30. O país tinha parado no tempo. Nas ruas da cidade, os automóveis eram uma espécie do "lá vem um". Havia o mais tradicional e amigável dos sentidos de hospitalidade. Ser recebido, queria dizer ter à mesa sempre um café, um copo de água e um maço de cigarros por ensertar. Em finais da década de 80, durante uma visita profissional a Tirana, alguém perguntou a uma autoridade de saúde do país pela situação relativa à SIDA. A resposta veio rápida, sem hesitações:

– "Não temos, nem doença, nem infecção"

E a explicação, a todos os títulos notável, veio também de seguida:

– "Os albaneses não saem do país, os visitantes são poucos e andam sempre bem vigiados, e naturalmente na Albânia não temos perversões sexuais. Portanto não é possível haver SIDA na Albânia".

Nos países de leste, principalmente nos mais ortodoxos, impressionavam os baixíssimos salários auferidos pelos médicos e enfermeiros, mesmo em comparação com os salários de outras categorias profissionais nesses mesmos países. A explicação estava num facto relativamente simples: tinham adoptado no passado a ideia que o mundo do trabalho se podia dividir em dois sectores claramente distintos: o produtivo e o não produtivo. Os que trabalhavam no primeiro destes sectores, tinham remunerações substancialmente superiores aos que o faziam no segundo. A lógica parecia ser que quem produz, deverá ser premiado, quem se limita a gastar, não merece recompensas especiais. O sector da saúde, segundo esta lógica estava classificado como um sector não produtivo, essencialmente gastador, e portanto tratado como tal. O resultado era que havia uma massa considerável de pagamentos informais, por "baixo da mesa", aos profissionais.

Nos últimos 15 anos, muitas coisas aconteceram nos países do Leste que recentemente se integraram na União Europeia. Vale a pena saber um pouco mais sobre o que isso poderá ter sido, uma vez que este alargamento não vai deixar de influenciar o conjunto da Europa.

O Presidente Bill Clinton foi seguramente um político particularmente sagaz. Assim, no seu primeiro mandato, em 1992, fez da reforma da saúde uma das suas mais importantes prioridades políticas.

Sabia que no país mais poderoso do mundo, todos os presidentes que antes dele o tinham tentado, Roosevelt, Truman, Nixon e Carter, não tinham tido sucesso.

Clinton, jovem, confiante na sua capacidade política, com capital político fresco da sua vitória eleitoral recente, decidiu, numa atitude invulgar nos costumes da política, envolver a primeira dama, Hillary, na condução deste processo.

A ideia da reforma era assegurar uma cobertura mínima, uniformizada de cuidados de saúde para todos os americanos.

Reconheceu-se impressionado pelo número de pessoas que nos Estados Unidos não têm cobertura financeira para aceder aos cuidados de saúde que precisavam, mais de quatro vezes a população de Portugal, segundo estimativas conservadoras. Mas também por testemunhos sobre casos concretos que chegavam ao seu conhecimento, como conta no seu livro autobiográfico, *"My Life"*.

Era o caso de uma mãe de seis filhos, que perdeu o seguro de saúde, quando um dos filhos adoeceu gravemente e começou a ficar caro. A única solução que encontrou, foi deixar o emprego, para poder ter acesso ao programa de cobertura médica para os pobres.

A questão principal estava numa "manta de retalhos de coberturas que as companhias de seguros manobravam" a seu bel-prazer.

Cedo se apercebeu que os obstáculos que se lhe depararam eram praticamente inultrapassáveis. Os interesses económicos profundamente enraizados no sistema de saúde não permitiam a acção da política – nem para um jovem presidente, pessoalmente determinado, dinâmico e politicamente hábil, com vontade de mostrar serviço e deixar obra.

Na obra acima citada, Bill Clinton resume com muita clareza as razões deste fracasso:

"Aqueles que lucravam com a forma como os cuidados de saúde eram financiados, gastavam enormes somas de dinheiro (cerca de 300 milhões de dólares, segundo o *Wall Street Journal*) para convencer o Congresso e o povo de que para corrigir o que estava errado no sistema de saúde, se iria destruir aquilo que estava bem".

Há "reformas" que tendem a fazer isto mesmo. Não parecia ser o caso desta.

O seu plano de reforma tinha chegado a um beco sem saída no Congresso. Teve que contentar-se em conseguir avanços pontuais. Mas não havia na sociedade americana capacidade política para fazer uma reforma profunda no sistema de saúde.

Nos EU coexiste a excelência técnica, um desenvolvimento tecnológico incomparável, a filantropia individual, e o centro médico do Texas é um expoente desse espírito, com uma debilidade da política, ou se se quiser, um sistema político que não permite tornar tudo isso mais acessível a quem precisa.

Há 20 anos, Paul Starr, um sociólogo da Universidade de Yale, perspicaz na análise da saúde nos Estados Unidos da América, descreveu o processo de industrialização do sistema de saúde americano, na sua obra "The social transformation of American Medicine – the rise of a sovereign profession and the making of a vast industry" que lhe valeu o prémio Pulitzer de 1984. Nessa obra, Starr descreveu este processo de industrialização como sendo a ocupação, por parte de um número relativamente reduzido de grandes grupos empresariais, financeiramente dominantes e politicamente influentes, do espaço público da saúde.

"...By making medicine lucrative to providers, public financing made it exceedingly attractive to investors and set in motion the formation of large-scale corporate enterprises ...Paradoxically, the efforts to control expenditures for health services also stimulated cooperate development ...Pressures for efficient business like management has also contributed to the collapse of the barriers that traditionally prevented corporate control of health services.

Starr (1982), resume este processo de industrialização nos EUA nos seguintes tipos de mudanças: no tipo de propriedade e controlo – passar de organizações públicas ou privadas, de carácter não lucrativo, para empresas privadas ou grupos empresariais com fins lucrativos; em formas de integração horizontal – passar de organizações autónomas relacionadas com os poderes locais, para sistemas multi-institucionais dependentes de grupos empresariais regionais ou nacionais (globais); na diversificação e reestruturação empresarial – passar "de uma organização actuando num mercado" para "conglomerados empresariais" (frequentemente holdings) actuando em vários mercados da saúde; em formas de integração vertical: passar de organizações que actuam a um nível da cadeia de cuidados de saúde, para estruturas que integram vários níveis de cuidados de saúde (primários, secundários, continuados); e finalmente no fenómeno de concentração industrial – um aumento da concentração da propriedade e controlo dos serviços da saúde num número reduzido de grupos empresariais.

Para este autor, os efeitos desta industrialização são essencialmente o virtual colapso do pluralismo que assegura um grau de autonomia suficiente para cada actor da saúde; a integração da cultura dos profissionais de saúde na lógica dos interesses da empresa; a diminuição da transparência das decisões nos serviços de saúde face ao cidadão e diluição da responsabilidade pública; o aumento dos custos e dificuldade de os controlar, especialmente após a fase de arranque da industrialização, incluindo os custos de litigação – a retirada de responsabilidades à estrutura dos serviços públicos (carreiras, hierarquia técnica, inspecção), transferindo a solução dos conflitos para um sistema judicial já sobrecarregado.

A situação é ainda socialmente tolerada, pelas características económicas da classe média americana, pela cultura política americana, pela existência de um sistema de financiamento público para os idosos e os pobres.

Em Novembro de 2004, num inquérito de opinião sobre em quem confiam mais os americanos, as respostas revelam que cerca de 80% confia muito na instituição militar, pouco mais de 50% na polícia, menos de metade na instituição Presidência, estando os últimos lugares – entre 10 e 20% – desta lista, ocupados, por ordem decrescente de confiança, pelos noticiários televisivos, sindicatos e as grandes organizações empresariais ("big business").

É possível que os pontos de vista de Starr, apesar da sua cultura académica, tenham sido, pelo menos em parte, influenciados, já há 20 anos, por esta imagem do "big business" no seu país. Por exemplo, a experiência do centro médico do Texas, mostra que o sistema de saúde dos Estados Unidos não pode ser entendido exclusivamente na perspectiva da industrialização proposta por Starr.

No entanto o essencial da argumentação de Starr ampara-se, no plano teórico, na natureza e na especificidade dos cuidados de saúde, como bem público financiado pelo conjunto da comunidade. Mas recebeu, também, *à posteriori*, amplo sustento, no plano empírico, naquilo que foi a evolução do sistema de saúde americano durante os últimos 25 anos.

A recente campanha eleitoral para a presidência dos EU (2004), proporcionou uma nova oportunidade para rever o estado das políticas de saúde naquele país.

Os efeitos políticos da incapacidade, amplamente exposta de encontrar um fio da meada do sistema de saúde americano que desse para puxar, foram minorados pelo extraordinário desempenho da economia americana na maior parte do último decénio. Entretanto, entre os principais candidatos às eleições presidenciais de Novembro de 2004, a reforma da saúde volta a estar na ordem do dia.

Sabe-se que, apesar dos EU dedicarem à saúde uma elevada percentagem do seu PIB, cerca de 45 milhões de americanos não têm cobertura financeira para os cuidados de saúde que necessitam. Não é uma situação socialmente aceitável. Ao olharmos para os "programas eleitorais" de John Kerry e George W. Bush([3]), há um ponto que impressiona imediatamente. Para o primeiro, o objectivo para a totalidade do seu mandato, a promessa eleitoral, em relação a esta questão, é conseguir reduzir aquele número para 28 milhões. Para o segundo, o objectivo é de o reduzir para qualquer coisa entre 43 (mínimo) a 35 (máximo) milhões de pessoas sem cobertura!

A contribuição dos Estados Unidos e das suas instituições, para a saúde das pessoas, tem sido extraordinária, como se têm visto. No entanto, parece que o Estado americano perdeu grande parte da sua capacidade de influenciar significativamente a evolução do seu sistema de saúde – com consequências dramáticas.

Será a hegemonia económica e militar, e a correspondente influência política da única super-potência mundial prenúncio de uma inevitável americanização dos sistemas sociais europeus? Estará destinado à periferia económica e social da Europa, ao seu elo mais fraco e mais atlantista, ser a porta de entrada deste tipo de transformações?

A "industrialização" dos sectores sociais supõe decisões importantes sobre o bem-estar das pessoas longe da vista, em núcleos de decisão sem localização precisa.

Ela só é possível em Portugal com o fim da ideia do pluralismo político estruturado em torno de valores civilizacionais cristalinos, onde tudo pode acontecer. Ela só pode acontecer com a estabilização de uma sociedade fortemente estruturada, centrada num bloco central de interesses inamovíveis e verdadeiramente não concorrenciais, onde o que tem de ser, tem muita força.

É difícil saber, se é razoável esperar pelo renascimento do espírito europeu da democratização permanente, capaz de aprofundar e também renovar, o espaço público de debate e decisão, como única esperança para uma governação inclusiva, transparente e socialmente responsável.

Mas é evidente, que a "paz americana" não se reduz à forma como ela percebe o seu poder económico e militar, nem à relativa fragilidade das suas políticas públicas, face à grande influência política dos agentes económicos mais poderosos. Ela também se faz sentir pela sua enorme capacidade de produção científica e inovação tecnológica, pela excelência das suas universidades, pela vitalidade do seu mundo artístico, pela influência da sua produção cinematográfica e televisiva. Tudo isto constitui uma força de atracção irresistível para o mundo jovem, de alimento intelectual permanente para as mulheres e homens que atingiram a maturidade, de memórias marcantes para os mais velhos.

O COMBOIO DE OEIRAS

Os especialistas estão de acordo em que o desenvolvimento cívico, económico e social, passa por um estádio crítico decisivo; aquele, em que um número substancial de pessoas, adquirem uma relação realista consigo próprios. É um passo necessário para uma relação realista com os outros e o meio que as rodeia.

Aquele fantástico "comboio suburbano de Oeiras-Lisboa" e a sua "carruagem da sorte" de todas as manhãs ilustram bem este princípio. Todos a conheciam, e curiosamente, muitos teimavam ainda em viajar nas outras carruagens.

Todas as manhãs, o comboio de Oeiras, desembarcava as suas fileiras no Cais do Sodré. Isto era antes de haver Metro por lá. Dos desembarcados, os que não ficavam logo por ali, formigando à volta dos táxis e autocarros, faziam a agulha, todas as manhãs da mesma maneira, num de dois carreiros: um encaminhava-se pressuroso pelos planos paralelos ao rio, entre os odores de bacalhaus secos e salgados, buscando a baixa pombalina dos bancos, dos ministérios e das lojas; o outro, atravessava os vestígios da noite acabada de fechar, e subia, lentamente, à vista da Lisboa queirosiana do virar do Século.

Esta era a Lisboa poente, nas primeiras horas da manhã.

Os que tinham vindo, voltavam, desencontrados, mas os mesmos, ao cair da noite. Tinham feito mais um dia de trabalho. Vinham menos animados, e não era só cansaço. Mesmo sem vontade de se deixar arrastar pelas melancolias do fim da jornada, percebiam, que as esperanças de mais aquela manhã, foram uma vez mais, sentenciadas por aquela lei inexorável da meteorologia que nos aniquila a alma – é mais provável que o dia de amanhã seja mais parecido com o de hoje, que diferente dele.

É seguro que Edward Hopper não pintou o comboio de Oeiras com partida às 20:17 do Cais do Sodré, porque não consta que tenha estado em Lisboa. Mas era um bom tema para uma das suas representações preferidas – a de uma sociedade que perdera a "experiência da realidade no seu conjunto".

Mas era mesmo durante as viagens da manhã, que a carruagem da sorte, a carruagem especial do comboio de Oeiras funcionava em pleno. Conversava-se. Conversavam tanto os que vinham sentados, como os que se aguentavam em pé. Uns tinham-se visto na véspera e pegavam onde tinham largado; outros, aproveitam algum monólogo desencadeado, pelas gordas do jornal – mais um banco assaltado – para sintonizar na indignação e tirar dois dedos de conversa.

Alguns já se conheciam, e outros tinham coisas para dizer da vida e apetecia-lhes dizê-las a mais-ou-menos desconhecidos. Falam lá de casa, do emprego, dos patrões e dos empregados, dos colegas ou dos filhos, de fados e queixumes: era um bom pai que se esforçava para trazer para casa o pão de cada dia, e de vez em quando, um mimo, e eles que não estudavam e chegavam a casa tarde e más horas; era a esposa diligente que chegava a casa, que já não podia, e mesmo assim fazia os arrumos, e o jantar e lavava a louça, e ele espraiado no sofá pregado à televisão, sem uma palavra a noite inteira; era o patrão generoso, que tanto tinha feito por aquela gentinha, que agora, à primeira oportunidade, deixam-no descalço, para ganhar mais uns tostões na concorrência.

E chegados à estação, abriam-se as portas, e a carruagem da sorte do comboio de Oeiras, descarregava, não sem desvelo, todos aqueles bons maridos, bons empregados, filhos e bons patriotas, que então lá se iam misturando ao longo do cais com todas aquelas esposas descuidadas, patrões insensíveis, pais distraídos e internacionalistas confessos que naturalmente não podiam deixar de povoar as outras carruagens do comboio de Oeiras.

É tempo de reconhecer que este mundo fantástico em que os alunos são sempre maus, e os professores bons, os cidadãos esforçados e os políticos péssimos, os dirigentes afinados e os dirigidos desqualificados, é a ficção central da cultura do subdesenvolvimento.

Não há país com líderes iluminados e povos desgraçados, empresários finos e trabalhadores, só bons para a emigração, um sector privado exuberante, e um Estado indigente, de empresários primitivos e Estados inteligentes. Não há empresários sempre bons e administradores públicos sempre maus.

Houve no passado e há hoje bons empreendedores públicos, que nas circunstâncias próprias, lideram descontinuidades positivas no nosso trajecto colectivo. Mas não são suficientes, e o seu papel crítico, não é facilmente reconhecido.

As conferências internacionais tem umas vezes melhores organizadores que outras. Desta vez, os anfitriões romanos tinham caprichado. Em plena Roma monumental, aquela era uma sala majestosa, em que apetecia ficar a olhar para o ar, tão atraente era a decoração daquele tecto lavrado em madeira solene.

O prelector era um comunicador competente. Jornalista, que pelo nome e pela forma de falar devia ser inglês, tinha sido convidado para discorrer sobre as práticas de saúde e a comunicação social. Ninguém tinha dúvidas sobre a importância do tema, pelo que a sala estava muito bem composta.

Começou enfaticamente. Disse que tinha seguido atentamente o que disseram os diversos especialistas em matéria de saúde que o tinham antecedido. Não tinha dúvidas que tinham sido prelecções e debates muito sérios e muito sábios. Mas havia um problema.

A assistência, predominantemente gente ligada ao sector da saúde, fez-se mais atenta e silenciosa perante a eminência de crítica jornalística àquelas sessões de alta qualidade técnica.

Obtido o efeito pretendido, criada a expectativa em relação ao que vai sair a seguir, ele rematou:

– "O que disseram não é notícia!"

E continuou saboreando o efeito.

Notícia seria se, de repente, este magnífico tecto de há vários séculos nos caísse em cima, com alguns mortos e feridos graves, e também alguns vivos e assustados, disponíveis para ser entrevistados.

E continuou ainda, agora abertamente divertido.

Agora se esse mesmo número de baixas se verificasse nos dias que se vão seguir, enquanto percorrem o país, como turistas, nos vossos carros particulares, isso não era notícia. Contudo, se o acidente ocorresse quando fossemos todos juntos num autocarro, de preferência um autocarro público, ah, isso seria uma grande notícia.

Registámos uma primeira ideia. Tínhamos a passar a ser notícia ou experimentar o amargo gosto da irrelevância. No mundo que nos é dado viver, isto soa a verdade. Há que fazer um esforço para comunicar com as pessoas sobre aquilo que é importante para elas. De forma que elas o possam entender. Custa muito aos profissionais do conhecimento, trocar rigor teórico ou empírico, por simplificações mais fáceis de perceber. Mas não basta saber ou ter razão. É preciso que se saiba.

Ficámos também a entender que notícia é algo de novo, que interessa às pessoas, e que é transmitida por uma via familiar. As novidades são mais notícia no jornal televisivo das oito da noite, que noutros sítios.

O debate que se seguiu, teve um ponto particularmente interessante.

Por um lado, boas práticas de comunicação acontecem quando os que conhecem os conteúdos certos, são capazes de os trocar por miúdos no momento próprio. Frequentemente um jornalista telefona a um perito, pedindo-lhe que o ajude, ou participe na análise de um facto que acabou de acontecer, uma hora escassa antes do fecho da edição ou da hora do noticiário. A reacção espontânea é de que "é muito curto, preciso de mais tempo". Mas a realidade inexorável é a de que a notícia vai mesmo sair, e se aqueles que estão dispostos a ajudar a preparar a notícia, não são os mais conhecedores então, é provável que a notícia saia pior do que poderia ter saído. "Experts on line" precisam-se.

Mas por outro lado, é igualmente verdade, que as boas práticas também acontecem quando os profissionais da comunicação social vão à procura de factos importantes, mesmo que sejam complexos, e utilizam a sua arte para os tornar tangíveis. Isso não acontece quando se substitui este esforço, para fazer o que é mais importante e interessante, para servir ao público emoções fáceis com mais frequência do que necessita.

Um outro registo ficou desse fim de manhã estimulante.

Esse foi o facto dos acidentes ou incidentes públicos, serem mais notícia que os privados. Em parte isso é compreensível. O que é público é de propriedade ou responsabilidade comum. Interessa a todos. O que é privado, habitualmente só interessa a alguns.

Mas na sociedade mediática da actualidade, este enfoque insistente nas disfunções do que é público, precisa de ser activamente compensado por uma divulgação, com pelo menos a mesma força, das boas práticas, dos bons resultados, dos êxitos, de que muitos serviços públicos, na saúde e noutros sectores, são férteis. Doutra forma, acaba-se por contribuir, muitas vezes injustamente, para uma imparável erosão e perda de confiança nas instituições públicas que nos servem.

Cada indivíduo precisa de aprender a assumir a responsabilidade de realizar o potencial de bem-estar que tem dentro de si. Mas esse potencial, têm determinantes internos e externos e pode exprimir-se melhor nalgumas circunstâncias, que noutras.

A infância é um período de vida particularmente sensível.

Em relação a ela, Monod, o biólogo, realçou as oportunidades afectivas da aprendizagem, João dos Santos, o pedagogo, explicou, actuando, a importância crítica das condições que permitem à criança tecer a intimidade que alimenta o seu bem-estar. Não há porventura responsabilidade social mais evidente do que aquela que diz respeito à protecção e promoção da saúde da criança.

No pólo oposto do ciclo da vida, há a sombra de capacidades que empalidecem, há novas potencialidades que se manifestam.

Há aqui um reservatório de serenidade e aconchego, afecto e sabedoria a realizar. Esta é a idade de platina, onde é possível abraçar com fartura, filhos, netos e o passado também, e de dar algum sustento à cultura do futuro. Está aqui o magma telúrico que aquece as superfícies, já não motor de arranque, ou génio multiplicador, mas central de aquecimento, fio condutor discreto do suceder das gerações.

E unindo um extremo ao outro, está a maravilha incomparável de existir, quando não destroçada pela guerra e pela fome, pela pobreza e pela doença, pelo abandono e solidão.

E destas coisas contingentes, está a realização das promessas da infância, o acumular de um capital de boas memórias, a sobrevivência de um corpo respeitado e a garantia de alguma previdência para os anos mais tardios.

Para que seja possível realizar as potencialidade do desenvolvimento humano – o de cada um e o bem-estar de todos, é necessário que funcionem dois tipos de interacções, dois ciclos virtuosos, interdependentes, de importância crítica.

O primeiro é aquele que relaciona a qualidade do sistema político, das políticas públicas e da governação, com a qualificação e capacidade de afirmação e auto-expressão das pessoas. Boas políticas, são aquelas que promovem a qualificação e a dignidade humana. Sem pessoas melhor qualificadas, continuará seguramente a haver bons e maus homens-políticos, mas dificilmente irá emergir um sistema político de qualidade.

A segunda interacção a destacar, é aquela que estabelece um equilíbrio dinâmico e exigente entre um tecido económico-empresarial capaz de produzir riqueza, mais recursos individuais e colectivos, e um empreendedorismo público motivado, para promover o bem estar das pessoas.

Qualquer um destes ciclos ou interacções, beneficiam em ser abastecidas e reactivadas em todos os pontos do seu trajecto. Quantos mais postos de abastecimento forem activados, mais intensas e eficazes serão estas interacções. Por outras palavras, não é necessário esperarmos uns pelos outros, pois o segredo, está certamente no cultivo de um sentido de exigência em todas as estações e apeadeiros do percurso.

Em relação à primeira destas interacções, os teóricos do desenvolvimento, produziram uma considerável literatura sobre o tema.

Quanto à segunda, é particularmente o papel do empreendedor público na saúde, que ainda não tem merecido a atenção que requer.

Um empreendedor público da saúde[1], tem como principal missão, promover as condições necessárias para que as pessoas experimentem o máximo desenvolvimento das suas potencialidades de saúde e que sejam capazes de contribuir para que todos os outros tenham as mesmas oportunidades.

Enquanto o empresário necessita de entender o mercado, aquilo que as pessoas querem ter, ou experimentar, o empreendedor público quer saber o que elas precisam, como querem estar e o que pretendem ser. No primeiro caso, trata-se de entender a história dos pertences, no segundo, o metabolismo das pertenças.

O empreendedor público, tal como o empresário e o empreendedor privado, necessitam de compreender a realidade que os rodeia, serem capazes de influenciá-la e ter vontade de o fazer. No entanto, cada um deles está preparado para compreender coisas diferentes, utiliza formas de influência diversas, vai buscar motivação em referentes culturais distintos.

O empresário, tem como referência o "modelo de produção", e é bom que assim seja. O empreendedor tem que adoptar como principal referência uma lógica de co-produção. A saúde não se produz nas pessoas. Estas, com o apoio dos que lhes estão próximos e dos profissionais de saúde, quando é caso disso, tem um papel essencial na produção da sua saúde. O gestor de serviços de saúde, que é também um empreendedor público da saúde, assenta toda a atenção na interface entre os serviços e as pessoas.

O empresário insere-se numa cultura de sucesso económico-financeiro essencial para o bem-estar geral. Ao fazê-lo, ao produzir riqueza, contribui fortemente para o bem comum. O empreendedor público faz parte de uma cultura de fortes motivações para promover mais directamente o bem-estar, com pontos de partida e pressupostos diferentes das do empresário.

Muito já ficou atrás visto, através de múltiplos exemplos, sobre o que é, como se move, qual é a motivação do genuíno empreendedor público da saúde. Apesar de tudo, talvez seja útil recordar o essencial.

O empreendedor público da saúde, coloca no centro da sua responsabilidade profissional, as necessidades e preferências das pessoas.

Sabe aproximar a realidade que vai experimentando, do mundo exaltante das ideias.

Por isso, já entendeu que concepções como as de Alma Ata são tipicamente construções sociais modernas – sistemáticas, integradas, racionais e utópicas – e que Harry Potter nasceu noutro mundo. As grandes figuras cederam lugar a uma multidão de pessoas de igual importância, donde se extraem, para usos múltiplos, heróis de ocasião. Dos "sistemas de saúde baseados nos cuidados primários", passamos para os "sistemas de saúde centrados no cidadão". As organizações em rede da sociedade da informação e do conhecimento, promovem portas de entrada múltiplas. Expandem-se mecanismos socialmente aceitáveis, como "walk in clinics", centros de atendimento e comunicação com o cidadão, portais, redes de cuidadores informais, e práticas de saúde "complementares" ou "alternativas". Nada disto contradiz as principais linhas de força da "grande ideia" em cuidados de saúde. Mas há que entendê-las doutra forma:

"...Ron começou também a ensinar a Harry o xadrez dos feiticeiros, que era exactamente como o dos Muggles, com a única diferença de que as figuras estavam vivas... É certo que não era ainda um grande jogador, mas eles não paravam de lhe dar conselhos, o que se tornava intensamente confuso: "Não me ponhas aí, não vês o cavalo dele?", "Manda antes aquele, podes perfeitamente perdê-lo"([2]).

Sim, as pedras deste xadrez também falam.

Mais do que isso. Passaram a estar no centro desta história.

A promoção do bem público passou definitivamente a ser um jogo definitivamente diferente daquele que praticavam os chefes de outras eras.

As peças do xadrez de Harry não são os clientes disponíveis do ciclo moderno de Arthur Miller. Não constroem a partir de planos. Criaram apetite para as relações de bem-estar, aquelas que as fazem sentir bem, com as pessoas, com a natureza, ou com elas próprias. E é a partir destas relações de bem-estar que participam, fazem parte e contribuem. São solidários, menos pelo manual do bom comportamento cívico, que por afecto. Dão-se as mãos num cordão infinito face ao sofrimento e às ameaças que pendem sobre os timorenses; arregaçam as mangas para limpar as praias da Galiza do "crude" que ameaça peixes, aves, areias e rias; são voluntários militantes das recolhas do Banco Alimentar e rejubilam, quando sabem que bateram, mais uma vez, o "record" do ano passado.

São actores de uma solidariedade objectiva.

Harry, esse, vem em várias versões.

O empreendedor público é um agente de democratização.

Conhece várias formas de assumir estas agências. Tende a apoiá-las a todas.

Intui a transcendência dos absolutos.

Foi Rousseau quem referiu que a democracia seria fácil para um povo de deuses – doutro modo é um empreendimento árduo, que é preciso promover, com custos, um pouco todos os dias, sem fim à vista.

Um bispo brasileiro de elevada sensibilidade social, D. Hélder da Câmara, ferido pelas enormes desigualdades que se lhe deparavam por todo o lado, teria dito, pouco tempo antes de morrer, que ansiava pelo momento de encontro com o infinito – não se dizia que era lá, no infinito, que as paralelas se encontram?

O empreendedor público da saúde entende a importância do papel do Estado numa "sociedade do bem-estar". Mas não fecha os olhos à realidade que o rodeia, nem pretende ver bondade nos serviços, pelo simples facto de eles serem propriedade do Estado – manifesta o seu desconforto face à arqueologia do dogma. Mas também, há muito que se apercebeu do que se esconde por detrás da maledicência sistemática do Estado. Aprendeu com a experiência, que há serviços do Estado que são pouco públicos, percorridos por "vias verdes" particulares, às quais não têm acesso a grande parte dos seus concidadãos. Os limites entre as esferas de actuação organizacional dos poderes públicos, das organizações privadas de diferentes tipos e o espaço próprio do indivíduo, têm sempre suscitado considerável reflexão académica e acesas polémicas de natureza política. É a questão do Estado, da organização dos diferentes interesses privados, da importância e dos limites da liberdade individual. Não são questões de somenos importância, e por isso é preciso surripiá--las à opinião fácil e à usura de dogma.

O empreendedor público aprende a articular-se com o poder político. Aprecia o espírito de sacrifício, a perseverança, a "vida desgraçada", e exposição pública, os riscos pessoais, e as tremendas e contínuas pressões com que têm de conviver aqueles que exercem cargos de poder político.

O Comboio de Oeiras 207

Esta articulação é tanto mais fácil, quanto maior for a base comum de valores e princípios: princípios como o da dignidade humana, da justiça social, dos direitos e obrigações de cidadania, da solidariedade entre gerações.

Mas a base ética dessa articulação são os princípios da boa governação, como a inclusão, a transparência e a responsabilização. E este quadro de referência da ética da governação obriga a todos. Obriga a aproximar a "bela" e a "besta", a diminuir a marchas forçadas o contrabando entre o formal e o real. Reconhece a importância de entender as agendas políticas e os valores que lhes estão subjacentes. Mas distingue claramente a agenda política dos processos de governação.

O empreendedor social não colabora no preenchimento de cargos públicos de carácter não político, por outras razões que não sejam o mérito pessoal e profissional e a adesão aos princípios éticos da boa governação. Sente-se pessoalmente ofendido quando o pressionam noutro sentido. Não faz carreira com base em trocas de favores, mas no aperfeiçoamento da sua capacidade para compreender a natureza da sua missão no contexto preciso onde ela se desenvolve e naquilo que precisa de fazer para a realizar.

O empreendedor público da saúde dá valor à informação e promove o conhecimento. Conhece as intimidades da relação entre o conhecimento e acção.

Por experiência própria, sabe que a informação é um "recurso" muito especial – não se gasta com o uso, antes expande-se com ele, melhora, afina-se, dá origem a conhecimento.

Sabe, no entanto, que a razão e os afectos entrelaçam-se, nos processos de decisão. Precisamos da nossa memória efectiva para viabilizar, simplificar, desenredar a quantidade quase infinita de vias alternativas que a razão, à solta, sem freio ou direcção, é capaz de produzir. Há paixões admiráveis pelo conhecimento, mas o conhecimento não é paixão.

As tensões entre o empreendedor público da saúde e o sistema político, no que diz respeito à relação entre conhecimento e acção política são inevitáveis. A avaliação política tem a ver com a percepção dos cidadãos sobre o que aconteceu, e esta é condicionada por mil e uma circunstâncias. A avaliação técnico-científica obedece a regras previamente estabelecidas, e é indiferente e independente do jogo político.

O empreendedor público sabe distinguir a cada momento entre o que é inclusão e aquilo que é exclusão. Se precisar de o explicar a alguém, não perde palavras: leva-o a revisitar Chagall e Hopper. E relê Sophia de Melo Breyner([3]):

>Quando a pátria que temos, não a temos
>Perdida por silêncio e por renúncia
>Até a voz do mar se torna exílio
>E a luz que nos rodeia é como grades

O empreendedor da saúde, vive a especificidade da saúde, por motivação, educação e experiência. Sabe que a saúde é alguma coisa de muito especial: é ao mesmo tempo um recurso para viver melhor, processo em contínuo aperfeiçoamento, e resultado, um estado de saúde. Interessa a toda a gente. Para "gerir" a saúde, é preciso entender, às vezes simplesmente intuir uma mistura única: do formal e do informal, do qualitativo e do quantitativo, do imediatamente tangível e do persistentemente intangível, de saberes e sentimentos. Sabe, há muito, que as profissões da saúde têm um poder social efectivo muito superior ao seu posicionamento formal.

O empreendedor público têm que saber exactamente como situar-se nas realidades políticas, económicas e sociais que o rodeiam.

Tem que adoptar uma "teoria de acção".

Ele já compreendeu que em tempos de convergências limitadas e de baixa coerência e intensidade nos projectos de reforma, estes acabam necessariamente por ser conhecidos e apoiados por poucos, contrariados por outros tantos, ignorados ou simplesmente incompreendidos por uma grande parte. Entende que não é possível influenciar significativamente um sistema social com a magnitude, importância e complexidade como é o da saúde sem um "projecto coerente de reforma" num contexto de fortes e significativas convergências.

Mesmo quando estas circunstâncias favoráveis se verificam, sabe que isso pode ser de curta duração. Há que aprender a navegar na onda que entra e fincar os pés na areia com a onda que sai, enquanto o acaso e a necessidade não se colocam de novo em conjunção sincrónica. Nos "momentos frios da história" é preciso saber moderar as expectativas e aproveitar todas as poucas oportunidades para ensaiar pequenos passos na direcção certa.

O empreendedor público da saúde é um estratega.

Sabe como mobilizar a energia e a vontade disponível nos actores da saúde e acordar em metas de desenvolvimento que comprometem a todos numa "estratégia de saúde".

Compreende que necessita de conhecer a natureza dos processos internos da organização ou do sistema, não se enganar sobre o estado da envolvente externa, e definir inteligentemente a fronteira entre o que é interno e o que é externo.

Consegue superar a velha querela entre os "sistémicos" e os "práticos", entre aqueles que são atraídos pela "substância" – a resolução de "problemas concretos"– e aqueles que se dedicam ao "método", "às regras gerais da acção organizada". Sabe explicar que precisamos de fazer ambas as coisas.

É um inovador. Lidera processos de mudança. Sabe que a mudança se faz bem a partir daqueles que sobre o terreno, pese todas as dificuldades, encontraram soluções que funcionam – há que estudá-las, avaliá--las, ajudar a melhorá-las, "limpá-las" e a afiná-las. E depois é pôr-lhes rodas, disseminá-las, promovê-las, fazer delas a via principal do desenvolvimento. Premiar aqueles que as adoptam e as melhoraram. Não se fazem reformas, inventando nos gabinetes.

O empreendedor público quer ver resultados.

A literatura do "What Works" oferece-lhe muita das suas leituras preferidas.

Conhece não só as causas dos insucessos do passado, mas também estuda detalhadamente aquilo que está por detrás dos sucessos do SNS nos últimos 25 anos: O desenvolvimento das infra-estruturas do SNS, o lançamento dos centros de saúde, e a criação, organização e gestão de um sistema hospitalar público; o estabelecimento de uma lógica de carreiras profissionais, como instrumento de qualificação técnica e o arranque da carreira de clínica geral; a expansão e consolidação do Plano Nacional de Vacinação e do programa da saúde da mulher e da criança, com a drástica redução na mortalidade infantil que lhe está associado, e a integração precoce da saúde mental nos cuidados da mulher e da criança; o acesso ao medicamento, em geral, e pelos doentes crónicos em particular; a expansão do apoio às pessoas diabéticas através do programa da diabetes e a expansão da rede de escolas promotoras de saúde.

Mas ele sabe também que "realizar" é fundamental, mas não é suficiente. É necessário fazê-lo, aproveitando da melhor forma os recursos disponíveis – é a esta capacidade de transformar recursos em resultados que se refere a noção de desempenho dos sistemas e organizações.

O empreendedor público entende os limites da racionalidade e o papel da afectividade nos vários domínios das decisões do dia-a-dia. Sabe que tem de procurar contribuir para um equilíbrio entre a "racionalidade de projecto" da modernidade e a procura de "relações de bem-estar" da pós--modernidade, entre desenvolvimento humano sustentado a médio e longo prazo e a resposta aos desafios imediatos.

O empreendedor público não se deixa absorver pelo "managerialismo", porque entende-o como um conjunto de estereótipos de palavras e jargão generalista que não se consegue inserir na substância do que pretende gerir. É uma maquinaria que produz banalidades com ar respeitável e boa apresentação. É destituída de pensamento sobre a natureza e a especificidade do objecto de gestão, não tem cultura.

O empreendedor público da saúde promove a "governação horizontal".

Para promover ganhos e saúde, sabe que tem de promover e participar nalguma forma de coordenação intersectorial – saúde, educação, agricultura e veterinária, acção social, e desenvolvimento tecnológico. As tecnologias da informação e da comunicação, permitiram fazer tudo isto com relativa facilidade. Mas não tem ilusões sobre as dificuldades que o esperam nesta matéria. Enfrenta uma cultura de responsabilidades verticais, onde promover relações horizontais é frequentemente uma dor de cabeça. Implica grandes investimentos em elaborar uma linguagem comum e hábitos de decisão partilhada quando cada um está perigosamente imerso nos "seus problemas". Mas há coisas, muito importantes em saúde que não se podem fazer de outra maneira.

O empreendedor público pode situar-se a qualquer nível do sistema de saúde, local, regional ou nacional, e até internacional. Mas tem a ideia clara que estes níveis se interrelacionam cada vez mais fortemente. Está preparado para fazer o vai-vem mental entre as realidades do bairro e as normas europeias, ou as influências globais.

O empreendedor público sabe que quem formula as perguntas, influencia as respostas. Quanto a perguntas, as melhores, aqueles que obrigam a procurar as respostas mais úteis, são as mais simples.

Porque é que uns países são ricos e outros não? Porque é que cinco milhões de dinamarqueses produzem (riqueza), quase tanto como dez milhões de portugueses?

Porque é que uns países gastam pouco e outros muito em cuidados de saúde (por vezes com resultados equivalentes)? Porque é que em certas regiões da Europa há mais acesso, melhor adesão à inovação que em outras? Porque é que umas pessoas são saudáveis e outras não? Porque é que certos países tem elevadas taxas de sinistralidade (como Portugal) e outros não? Quando será possível reduzir a taxa de incidência da tuberculose pulmonar em Portugal para os níveis da Holanda? Porquê?

Porque é que entre Centros de Saúde com a mesma relação, recursos/população, uns funcionam e outros não?

O empreendedor público da saúde têm um quadro ético de referência e tomou boa nota da evolução da ética na saúde – de uma ética essencialmente individual para uma outra que inclui os comportamentos colectivos e a tomada de decisões.

Nesta mesma linha, estão as reflexões daqueles, afirmam que o que caracteriza o século que há pouco terminou, não são tanto as revoluções tecnológicas que ocorreram, mas antes a emergência de uma nova consciência moral. Desta, decorre a importância de uma "ética da negociação". Esta concepção aproxima-se da ideia da produção social da moral, daquilo que podemos chamar uma "ética dos processos". A ideia da boa governação da saúde pertence a esta família de princípios.

Há definitivamente uma ética das organizações e das decisões colectivas.

O empreendedor público coopera com a sociedade civil e os empreendedores privados. Não é fóbico em relação a nenhum parceiro potencial, mas estabelece um limite ético para além do qual, estão os reconhecidos mercadores de vícios, dependências e riscos para a saúde.

Conhece a utilidade de ser pragmático com atitude própria de um bom empreendedorismo público, mas vê com grande reserva o cortejar dos interesses particulares por conveniência própria ou de grupo, associada à ocupação de cargos públicos pelas piores razões, mais para desfrutar das suas vantagens do que para promover o interesse da maior parte.

Não participa no estilhaçar das fronteiras delicadas, mas vitais, entre o público e o privado, que coloca à mesa do orçamento do Estado, interesses vorazes de curto prazo, tão incontroláveis de imediato, como inamovíveis a prazo. Não faz parte deste tipo de retrocesso civilizacional, dessa regressão da democratização da saúde. Promove parcerias saudáveis entre o público e o privado que comprovadamente beneficiam ambas as partes.

Uma fundação com sede em Londres, tinha organizado em Bruxelas uma reunião para discutir alguns aspectos de política de saúde, em especial, aqueles que dizem respeito ao medicamento. A reunião encerrou-se de uma forma pouco original – um jantar.

De um lado, sentou-se um nórdico, anglófono, mais falador que o habitual, que tinha acabado de chegar a Bruxelas para trabalhar na Comissão Europeia. Do outro lado, um alto executivo de uma empresa de produtos farmacêuticos, francófono, com ideias arrumadas e vontade de as expor. A aquele que se sentou entre eles, de verdade, não lhe restava outra opção senão ouvir.

O nórdico, partilhava generosamente as suas impressões sobre a cidade onde se tinha vindo instalar – as primeiras palavras não eram de grande apreço. Bruxelas, parecia-lhe, era tão escura e fria como as cidades do norte, e tão desorganizada e caótica como os burgos do sul. Mas com o avançar da conversa, a imagem foi-se compondo. Era um meio cosmopolita, com pessoas de todas as proveniências. A localização não podia ser melhor: Ia-se num salto, em comboios rápidos e confortáveis, até Amesterdão e Paris; até era possível experimentar aquilo que alguém descreveu como "entrar no túnel sob o canal da Mancha num comboio público francês, seguro, rápido, super-confortável, circulando à hora, e sair do outro lado num comboio privado inglês, lento, atrasado, desconfortável e atreito a acidentes". E depois havia a variedade das cervejas, a qualidade do chocolate, "les frites" e "les mules"([4]). Foi discreto sobre o que fazia e não fez menção do incentivo remuneratório, que de alguma forma também apaladava a desorganização de Bruxelas – não se fosse pensar que tinha ido cair numa daquelas "gaiolas douradas" com que algumas das burocracias internacionais, por vezes aprisionam os seus militantes.

O executivo conversava, discorria sobre outras coisas. Fazia a sua análise da situação.

Fez com algum ênfase, quase pompa, uma declaração, a princípio surpreendente: Estava disposto a custear acções que contribuíssem para melhorar a qualidade da governação da saúde, especialmente naqueles países europeus onde ela era de mais baixa qualidade. À volta, a atenção arrebitou-se com certa desconfiança. Então não é o baixo nível de governação que cria oportunidades para certos interesses particulares que não existiriam com uma governação capaz?

O executivo estava a saborear a surpresa, com o prazer de quem tem a resposta, já há muito, na ponta da língua. Esclareceu sem se fazer

O Comboio de Oeiras 213

rogado: Só os interesses privados oportunistas, aqueles que não produzem coisa que se veja, que estão à espera da ajuda de um Estado pouco rigoroso para com os interesses públicos, pensam dessa maneira. As verdadeiras indústrias, aquelas que investem na inovação e na produção de riqueza, aquelas que estão preparadas para um mercado concorrencial ao mais alto nível, buscam um valor fundamental: previsibilidade. Previsibilidade na aplicação das regras do jogo, previsibilidade nas regras e comportamentos da governação, não só hoje, mas também a prazo.

Sentiu que ia bem, e continuou "meia oitava mais acima" e com gestos ligeiramente mais afirmativos. Não, não era possível ter indústrias muito inteligentes com práticas de governação, que o eram pouco. Continuava o executivo dizendo que, quando anunciava lugares na sua equipa técnica de apoio à direcção, concorriam centenas de pessoas altamente qualificadas, e entre estas, escolhia-se "la creme de la creme". Pelo contrário, na governação de baixa qualidade, as escolhas tinham pouco a ver com o mérito. Mas pior ainda, isso parecia que era tão habitual, que já não se tinha sequer consciência disso, e andava gente afadigada à procura dos insucessos da governação noutros sítios. E esta enorme distância entre este empresariado transnacional sofisticado e práticas "nacionais" de governação de baixa qualidade, esta distância excessiva, era má para todos. Para se poder jogar bem um jogo, ambas as equipas, tinham de saber alguma coisa sobre como se joga.

Um dos convivas, que mal tivera oportunidade ainda de dizer alguma coisa, aproveitou a ocasião para reforçar a filosofia do executivo, com um exemplo simples e claro, definitivo. Tinha sido jogador de bola, pelo aspecto, não deveria ter sido na NBA, mas numa equipa da 1.ª divisão lá da terra. Os jogos mais difíceis, por estranho que pareça, afirmava, não eram aqueles que se jogavam na época regular, mas sim aqueles jogos de treino da pré-temporada que faziam contra as equipas lá do bairro, as equipas que disputavam habitualmente os campeonatos regionais. E porquê?

Porque quando um jogador, numa modalidade de movimentos rápidos e súbitos, confronta um adversário e quer passar por ele, faz instintivamente uma breve simulação para um lado e depois dispara por outro. O adversário que o acompanha segue sempre os movimentos de quem ataca, segue-o na simulação e depois na direcção certa, com a rapidez adequada para não perder o contacto. É uma espécie de dança a dois, muito rápida, acção e reacção, muito harmónica, entre dois atletas treinados, em que um procura uma pequeníssima vantagem no tempo do movimento, para se libertar. Agora quando alguém que sabe, joga contra alguém que não sabe, não é isto que acontece. Acontece outra coisa: aquele que sabe, simula rápido. Aquele que não tem o mesmo grau de preparação, não reage à simulação, ficava plantado, impávido, noutra escala do tempo, aparcado onde estava. O outro, quando muda subitamente de direcção, choca com um eucalipto inamovível. Quebrada a harmonia da dança habitual entre os dois jogadores, resta a aquele que sabe, reinventar o jogo, tendo em conta as características do eucalipto. Deixa de simular, sai simplesmente correndo. Mas aquilo passou então a ser outro jogo.

O empreendedor público da saúde é um especialista de misturas, constrói pontes, interpreta sinais, identifica e ajuda a traçar trajectos.

Sabe que há que buscar misturas virtuosas entre hierarquias, contratos, redes de cooperação e espaços de concorrência que possam funcionar no sítio onde vive.

O mesmo se pode dizer em relação à melhor mistura entre o "público", "privado social" e "privado lucrativo".

Constrói pontes entre pontos de vista diferentes, o que é diferente de fazer médias aritméticas, ou instalar-se confortavelmente no centro de gravidade das coisas.

Aprende a comunicar. Promove a informação e a análise independente.

Sabe que a imaginação é tão importante como o conhecimento para conceber e gerir a mudança, principalmente em sistemas sociais complexos, como o da saúde. Ele aprendeu o que é trabalhar muito perto da fronteira, experimentou a necessidade daquela transgressão benigna, não se instalando definitivamente do outro lado da norma, sem antes fazer alguma coisa para chegar as fronteiras um pouco mais para lá.

O empreendedor social é um animador do "espaço público". Sabe como estes foram evoluindo da idealização do humanismo grego para a grandeza do gótico destinado e lembrar a pequenez do homem, ou para a sensualidade existencial dos espaços árabes do apogeu peninsular, até aos espaços de hoje, que buscam simultaneamente o encontro e a evasão.

O empreendedor público da saúde procura antecipar, na medida do possível, os desafios do futuro. Precisa de planos de contingência. Intui que estes são também um excelente instrumento para democratizar a gestão dos riscos para a saúde. Existem planos de contingência para grandes catástrofes, para uma pandemia da gripe, para as doenças de

Inverno, para a eventual introdução de novas doenças transmissíveis como a SARS, para as ondas de calor ou para o stress do frio. Todas elas se prestam para educar melhor para a saúde. Exercícios práticos centrados nessas planos, podem servir para afinar a capacidade de resposta de todos, ensinam a compreender a lógica dos determinantes da doença e dos modos de os influenciar.

Antecipar cenários sobre o futuro, abre brechas na inanição da vontade e da imaginação, que a densa rotina das meias verdades foi cimentando.

Todos os anos entram e saem das escolas de saúde jovens de grande qualidade. Começaram a compreender como é importante apreender a "ler e a ouvir" o que as pessoas são, o que precisam e querem e como é necessário continuar a exercitar esta capacidade pela vida fora. Adquiriram os primeiros instrumentos para influenciar o mundo que os rodeia e há boas razões para supor que lhe tomaram o gosto. E tem vontade de o fazer, porque se vai tornando mais claro para eles o que isso significa.

É com alguma angústia que se vêem partir. Por vezes voltam, uns meses mais tarde. Vêm falar do choque do dia-a-dia. Para sobreviver foi inevitável descer as expectativas um bocado, às vezes um bom bocado. Esses são momentos de tristeza. Mas muitos recuperam, reajustam-se sem deixar de escavar as fronteiras: uma vezes com esperança, outras por desespero, algumas vezes com lágrimas de revolta. Já as vi.

E que magníficos empreendedores públicos da saúde estes jovens poderão ser.

Basta que os convidem a compor uma visão de saúde que tem a cor, a silhueta e o cheiro das pessoas. E que à volta dessas referências tangíveis, teçam então com eles, os intangíveis, as soluções de "gestão" e "organização" que pareçam necessárias. Não com os preconceitos do costume, mas como instrumentos que valem por aquilo que permitem fazer, e por isso são espécies provisórias, às quais é arriscado dar nomes definitivos.

Basta que lhes reconheçam os méritos e a vontade, tais como são, e não os ofendam uma e outra vez, não os desapontem todas as manhãs, não os desalentem pelas vésperas, preterindo-os, injustamente, corruptamente.

Basta que lhes permitam que nos recordem até onde pode ir a obsessão benigna do conhecimento.

Basta que os deixemos inundar de novo a nossa vizinhança com os afectos e as emoções ainda fáceis dos jovens, todavia frescas, virulentas e contagiosas.

Mas não basta que esperemos que nos batam à porta pedindo emprego. É preciso partir à procura deles, competindo pelos melhores. É assim que se faz nos países com os quais podemos aprender aquilo que vale a pena saber fazer melhor.

Queremos convergir com a mítica Europa? É esse o grande desígnio nacional?

Pois este é, não o duvido, o Caminho mais curto.

Na cidade onde nasci, a baixa tinha quatro ruas longas, traçadas como paralelas ao porto. Isso não foi por acaso. A cidade nasceu e cresceu com o porto e com o caminho-de-ferro que com ele se entrelaçava.

A rua mais próxima do porto não contava, eram só armazéns e coisas parecidas.

A segunda rua, mais próxima do mar, tinha sido no princípio do século o centro da cidade: o cinema mais antigo, velhos hotéis e outros prédios do tempo, de varandins de ferro bem forjado, e os bares que todos os portos do mundo oferecem.

A terceira rua, era como já é óbvio, mais recente do que a segunda, mas não muito mais. A arquitectura era similar, mas já com algumas excepções de betão. A quarta, já tinha passado de rua a avenida, com duas faixas de rodagem espaçosas. Esta já tinha roubado à anterior a condição de rua principal, *gran via* ou *main street*.

Mas voltemos à terceira. Nascia na praça do caminho-de-ferro, onde estacionavam os autocarros, melhor os "machimbombos", onde desfilavam os ex-combatentes da Grande Guerra no dia das homenagens, e desaguava do outro lado, na praça do coreto e das esplanadas. Era nesta rua que se situava a principal livraria da cidade a "Minerva Central", cuja face mais visível era o Sr. Saraiva.

O Sr. Saraiva tinha instituído uma tradição, pelo menos para aqueles que a conheciam. Quando terminávamos o 7.º anos do liceu, oferecia-nos um livro, à escolha. Era seguramente uma prática invulgar na cidade. Acabado o 7.º ano, lá encontrávamos uma forma airosa, de timidamente exprimir a nossa candidatura à oferta. O Sr. Saraiva entendia rapidamente o significado daquela movimentação menos fluida ali para os lados dele e mandava-nos escolher o livro.

Mas ao passar-nos o livro para a mão, com a voz casualmente conversadora, sem nenhuma inflexão particular, acrescentava qualquer coisa como:

"E quando fores mais velho, como eu, vais também oferecer um livro aos mais novos".

EPÍLOGO

LEITURAS DE NATAL

Era já tarde, a conversa ia longa. Ambos sentíamos que eram horas de descansar. Havia que aproveitar bem os dias de férias que restavam.

Dentro de pouco tempo era o regressar à cidade e ao trabalho.

Terminava mais um Caminho de Verão. Em breve, de volta, havia que recomeçar a viver com a mente perto dos olhos e a boca perto do prato.

Trocámos sugestões de leituras, para aqueles dias mais desafogados, entre o Natal e o Ano Novo.

Ele sugeriu-me que revisitasse as "Viagens na Minha Terra", de Almeida Garrett. Imaginei um traço fugaz de travessura na expressão do olhar que acompanhou aquela ideia. Seria como que a querer dizer, delicadamente, que seria bom ler de novo os mestres para aprender a contar histórias.

Eu, menos pedagógico, disse-lhe que haveria de gostar de ler "Soldados de Salamina", *best seller*, escrito em Espanha, e que por isso, já passara para o Cinema. O livro, narra a curiosidade de um escritor perante um episódio que se teria passado na Catalunha, nos dias que antecederam o fim da Guerra Civil de Espanha: um jovem soldado republicano encontra escondido, um prisioneiro fugido, destacado dirigente da Falange, e escritor. Reconheceu-o, apontou-lhe a arma, e de repente, virou-se, foi-se embora, não o matou.

Tentar saber porque é que isto aconteceu, passou a ser quase obsessão para o jornalista-escritor dos anos 90. De pergunta, em pergunta acabou por saber, que o prisioneiro logo a seguir àquele momento de sorte, acabou por ser novamente descoberto por três jovens soldados republicanos. Estes faziam parte dos restos do exército republicano que retirava de Barcelona a caminho de França, mas que sendo naturais dali, de Girona, tinham resolvido ficar por ali, pela floresta, à espera que as coisas acalmassem. Dois deles eram os irmãos Figueras, exactamente pai e tio, daquele, que 50 anos mais tarde inventou em Copenhaga o Observatório Europeu dos Sistemas de Saúde, que ainda hoje coordena(1).

Passaram os quatro, algum tempo na floresta, os jovens republicanos sem vontade de fazerem mal a ninguém. O prisioneiro, político e escritor, prometeu aos jovens soldados que escreveria um livro, ao qual daria o título: "Soldados de Salamina", no qual descreveria as peripécias desta convivência forçada e invulgar, que então teve lugar algures nos bosques próximos de Girona. Mas não cumpriu o promessa.

Lembrando-se disso, o jornalista-escritor, quando finalmente conseguiu saber o queria destes episódios longínquos de uma guerra, difícil de esquecer, e escreveu o seu livro, resolveu chamar-lhe precisamente "Soldados de Salamina".

Este livro é sobre muitas coisas, mas também sobre a perda de vidas jovens, e mais do que isso, a dramática perda da sua memória – é que não tiveram tempo de deixar descendência que os pudessem recordar. O seu caminho terminou abruptamente, muito cedo, não há mapas que o registem.

A memória é herança para o futuro, é aprendizagem, é parte da cultura que nos envolve e nos segreda o sentido das coisas que fazemos.

Levantámo-nos, mas ainda antes de nos despedirmos, ele olhou-me de novo, agora talvez mais intensamente, e perguntou-me:

– "Mas essa história, a que tu contas, é uma história verdadeira, tanto para ti como para mim?".

Era dia, outra vez.

Os que acordaram mais cedo, despontavam já nos múltiplos carreiros que atravessam a falésia a caminho da praia. Naquela parte da falésia, os caminhos convergem todos para uma pequena enseada de areia fina e branca, água morna, azul e transparente. Os carreiros não tinham sido feitos pela Câmara. Foram as pessoas que os fizeram caminhando, quando souberam que, lá mais à frente, havia um sítio onde se sentiam bem.

NOTAS

Prólogo: **Conversas de Verão**

(^{1}) Extraído de "Pensamento e Obra de João dos Santos", de Maria Eugénia Branco, Livros Horizonte, Lisboa, 2000.

1. *Uma lua para todos*

(^{1}) "Causas da Decadência dos Povos Peninsulares", discurso pronunciado por Antero de Quental em 1871.

(^{2}) Este grupo de jovens médicos que contribuiu decisivamente para activar a partir de 1958 o movimento do "Relatório das Carreiras Médicas", incluía, entre outros, António Galhordas, Castel-Branco Mota, Orlando Leitão, Paulo Mendo e Pinto Correia.

(^{3}) Foram fazer a sua formação em administração hospitalar a Rennes, em 1968, Barros de Freitas, Correia de Campos, Meneses Correia, Meneses Duarte, Moreno Rodrigues e Sá Ferreira.

(^{4}) Coriolano Ferreira foi o primeiro director do curso de administração hospitalar, tendo-se-lhe seguido Caldeira da Silva e Vasco Reis.

2. *A beleza das leiteiras*

(^{1}) Extraído da "Historia de las Instituciones Sanitarias Nacionales", de Navarro y Garcia, editado pelo Instituto de Salud Carlos III.

(^{2}) Extraído da obra de David Landes, "The Wealth and Poverty of Nations", 1998.

(^{3}) Trabalho publicado de Robert Howard, do CDC de Atlanta, na revista "Perspectivas de Salud" da Organização Panamericana de Saúde, 1999.

(^{4}) O francês Marquês de Condorcet que escreveu "Equisse d'un tableau historique des progrès de l'esprit humaines", 1795, foi político e filósofo. Em 1788 reclamou para as mulheres o direito à educação, à participação na vida política e o acesso ao emprego.

(^{5}) Os sócios fundadores da Associação Portuguesa para a Promoção da Saúde Pública, foram para além de Arnaldo Sampaio, José Lopes Dias, Amélia Leitão, Aloísio Coelho e Adriana Figueiredo.

3. *De Bismarck a Cohn-Bendit*

(1) A Escola Nacional de Saúde Pública e Medicina Tropical foi estabelecida em 1967. O ensino da saúde pública, no entanto, remontava ao Instituto Central de Higiene, estabelecido em 1902. A Escola Nacional de Saúde Pública como instituição autónoma existe a partir de 1976.

4. O professor do Púngue

(1) Molho picante feito à base de um tipo de malaguetas, muito popular nas cozinhas africanas.

(2) Expressão que significa ar carregado de humidade, nevoeiro.

5. Primavera em Portugal

(1) Decreto-Lei 403/71.

(2) Decreto-Lei 404/71.

(3) Livro de Homenagem a Francisco António Gonçalves Ferreira, 1995.

(4) A Comissão Instaladora dos Centros de Saúde foi constituída por José Lopes Dias, Melo Caeiro e Leonel Barreira.

(5) Há que referir entre outros, Fernanda Navarro, na Saúde Escolar; Amélia Leitão, na Informação de Saúde; Celsa Carvalho e Purificação de Araújo, na Saúde da Mulher e da Criança, incluindo o Planeamento Familiar; Lobato Faria, na Saúde Ambiental; Santos Pardal, Justina Imperatori e Isabel Evangelista, na Educação para a Saúde; Bandeira da Costa, nas Doenças Transmissíveis e Emílio Imperatori, no Planeamento de Saúde.

(6) Esta equipa de enfermagem de qualidade, foi liderada por Isabel Azevedo Costa, Teresca Norton dos Reis e Gabriela Silva Rego.

(7) Poder contar com a colaboração de pedopsiquiatras, como Teresa Ferreira e Maria José Gonçalves e com o psicólogo, Cabral de Sá, era um privilégio para qualquer centro de saúde.

(8) De Sá Marques, havia para quem trabalhava no centro de saúde, sempre uma palavra conhecedora e sensata. Na área da hipertensão arterial, Castel-Branco Mota e Pereira Miguel, eram também visitas da casa.

(9) Conferência sobre a "Evolução da política de saúde em Portugal depois da guerra de 1939-45 e as suas consequências", publicada nos Arquivos do INSA, em 1981.

6. A grande ideia

7. O Esteta do conhecimento

8. Cegueira curável

(1) "Effectiveness and efficiency: random reflections on health services", 1972.

9. Dançar pode fazer mal

(1) Fernando Pádua foi pioneiro da cardiologia preventiva no país.

(2) Na altura dirigida por António Paulino, sendo, ao tempo, José Luís Castanheira, o animador da promoção de saúde na ARS. Era Ministro da Saúde, Maldonado Gonelha, que esteve presente no Encontro "Saúde em Lisboa", 1984.

(3) Portugal tem participado na rede europeia de cidades saudáveis, a partir de 1992, primeiro com o município da Amadora, e mais tarde com os do Seixal e Viana do Castelo. Fazem actualmente parte da rede nacional, 15 municípios: Amadora, Bragança, Lisboa, Loures, Lourinhã, Montijo, Odivelas, Oeiras, Palmela, Resende, Seixal, Serpa, Setúbal, e Viana do Castelo.

Notas   223

(^{3}) Uma primeira fase de "projecto-piloto" iniciou-se em 1994, sob orientação de Catalina Pestana, representando a saúde, Emília Nunes e Rui Calado, e a educação, Paula Marques e Fernanda Correia. Superada a fase piloto, o projecto entra numa fase de grande expansão e desenvolvimento em 1997, sob a coordenação de Isabel Loureiro, nomeada para o efeito conjuntamente pelos Ministros da Saúde e da Educação.

10. *O rosto e a máscara*
(^{1}) "O Rosto e as Máscaras", 1979, é uma antologia de textos de Fernando Pessoa, escolhidos, organizados e prefaciados por David Mourão-Ferreira.
(^{2}) Este trabalho em memória de João dos Santos foi editado por Paula Taborda Duarte e Manuela Cruz, em Lisboa (1994) como publicação conjunta da Liga Portuguesa dos Deficientes e do Colégio Eduardo Claparède.
(^{3}) Este é o "pensamento de abertura" da monumental obra de Frank Zöllner, sobre as obras completas de desenho e pintura do grande mestre do Renascimento, editada em 2004.

11. *Homens de incorrigível esperança*
(^{1}) Para além de Torrado da Silva, serviram a Comissão Nacional da Saúde da Mulher e da Criança, um conjunto notável de médicos como Albino Aroso, Coelho Rosa, José Manuel Palminha, Octávio Cunha, entre outros.
(^{2}) "A neonatalogia no mundo e em Portugal – factores históricos", 2004, da autoria de João Videira Amaral.
(^{3}) Na "música nos hospitais", a pediatra é Ana Jorge e o professor de música é Vítor Flusser, que ensina em Estrasburgo.

11. *Escola, SA*
(^{1}) Destacam-se Pablo Récio, o Ministro Regional de Saúde, Patxi Catalá, o Director da Escola, José Manuel Freire e Estéban de Manuel, responsáveis pelos cuidados de saúde primários na Região.
(^{2}) Deste grupo, distinguiam-se particularmente, Pródromos Mercuris, clínico geral, Tassos Philalithis, médico especializado em saúde pública e Vangelis Moraitis, médico hospitalar.
(^{3}) Extracto de "A Linha e o Labirinto: Estruturas do Pensamento Latino", In *Cultura Latina*, 1983.
(^{4}) Extraído do poema "Esperando pelos Bárbaros", 1934.

12. *O Pêndulo de Touraine*
(^{1}) Como Sair do Liberalismo?, 1999.
(^{2}) Manuel Pinho, In *Produtividade e Crescimento Económico em Portugal*, 2002
(^{3}) A Ministra Maria de Belém Roseira salientou-se, neste período, pela forma como desenvolveu e promoveu uma concepção global da reforma da saúde e por um talento muito especial para agregar um máximo denominador comum de pontos de vista, competências e vontades.
(^{4}) A primeira "agência de contratualização" no país, estabelecida em Lisboa em meados de 1996, foi coordenada inicialmente por Francisco Ramos e Cipriano Justo. Coube a Ana Escoval, posteriormente, apoiar as "agências de contratualização" entretanto

estabelecidas nas regiões de saúde. Mais tarde, sobre esta experiência, dissertou nas suas provas de doutoramento.

(^{5}) Estas concepções foram produzidas e alimentadas por pessoas que vieram da experiência concreta dos centros de saúde, como Vítor Ramos, José Luís Biscaia e António Branco, entre outros. Estes foram os arquitectos da ideia dos "centros de saúde de 3.ª geração", 1999.

(^{6}) Uma comissão nomeada para o efeito, sob a coordenação de Vasco Reis, estabeleceu os princípios de um novo estatuto jurídico para os hospitais – o hospital "empresa-pública". A intenção foi, nesta fase inicial do processo, aplicá-lo a todos os novos hospitais. O primeiro foi o Hospital de Santa Maria da Feira em 1998. Seguiu-se a Unidade de Saúde de Matosinhos em 1999.

(^{7}) O grupo que preparou, ao nível dos Ministérios da Saúde e do Ministério da Solidariedade Social, a primeira abordagem para um programa nacional de cuidados continuados (1998), foi constituído por Álvaro Carvalho e Maria João Quintela, pela saúde, por Joaquina Madeira e Rosa Maria Sampaio, pela acção social.

(^{8}) Os primeiros passos de uma política para a qualidade em saúde, com a orientação técnica de José Luís Biscaia, foram a criação do Instituto da Qualidade em Saúde e do Conselho Nacional para a Qualidade em Saúde (1999).

(^{9}) Ana Maria Santos Silva e Celeste Gonçalves, proporcionaram uma liderança decisiva na criação dos Centros Regionais de Saúde Pública (1999).

(^{10}) São os sistemas locais de saúde (1999), desenhados e ensaiados sob a orientação de Cipriano Justo.

(^{11}) Sob a orientação de Francisco Ramos e Aranda da Silva, que incluíram alterações nas regras de comparticipação dos medicamentos, a melhoria da monitorização das reacções adversas aos medicamentos, e mediadas que visavam facilitar a promoção dos medicamentos genéricos.

(^{12}) Existem hoje em Portugal várias experiências em centros de saúde, aderentes e não aderentes ao "regime remuneratório experimental" (RRE) da clínica-geral. A análise destas experiências sugere que é possível modificar a organização dos centros de saúde no país no sentido de evoluírem para uma rede de pequenas equipas profissionais mais próximas das pessoas. A adopção do RRE (1998), representou um primeiro avanço no sentido de introduzir nas remunerações do sector público da saúde um componente associado ao desempenho profissional. Foi uma difícil e importante ruptura nas tradições da administração de saúde, que há que aproveitar melhor.

(^{13}) "Retrato Político da Saúde", 2004, por Jorge Simões.

(^{14}) É o caso de três reputados profissionais de saúde que têm sido simultaneamente destacados políticos e governantes: Albino Aroso, o grande impulsionador do Planeamento Familiar no país, foi também Secretário de Estado das Saúde; Paulo Mendo, neurorradiologista de profissão, intelectualmente activo em vários domínios da saúde, foi primeiro Secretário de Estado da Saúde e mais tarde, Ministro da Saúde; António Correia de Campos, pai da Economia de Saúde em Portugal, com amplos interesses profissionais, desde a informação de saúde até a Administração Pública, foi também primeiro Secretário de Estado da Saúde e, mais recentemente, Ministro da Saúde.

Notas

13. *A Bela e o Monstro*

[1] Ver os Relatórios sobre a competitividade publicados regularmente no *World Competitiveness Year Book.*

[2] Extraído da obra *"Social Foundations of Postindustrial Economies"*, 1999.

[3] Michael Balint foi psicanalista de origem húngara que emigrou para a Inglaterra nos anos 30 do Século passado. Trabalhou no sentido de ajudar os médicos a compreender melhor os aspectos emocionais da relação médico-doente.

[4] Do inglês "governance" traduzido para português como governança ou governancia. A noção de governança tem a ver com as regras do jogo segundo as quais se tomam as decisões reais, não necessariamente as formais, que influenciam questões de interesse comum. Na promoção da "boa governancia", documentos recentes da EU incluem aspectos como os direitos humanos, os processos de democratização, o fortalecimento do "Estado de direito" e da sociedade civil, e a competência e transparência da Administração Pública.

[5] Na África do Sul, das mais altas autoridades do país, têm vindo posições públicas, pondo em causa as concepções cientificamente aceites sobre as causas da SIDA, o que tem influenciado negativamente as acções da saúde pública neste domínio.

[6] O Observatório Europeu dos Sistemas de Saúde constitui um projecto conjunto da OMS/Europa, Banco Mundial, Banco Europeu de Investimentos, o *"Open Society Institute*, os governos da Bélgica, Espanha, Finlândia, Grécia, Noruega e Suécia, a Região *Veneto* de Itália, para além de duas instituições académicas inglesas.

14. *Mãos invisíveis*

[1] "O Fim da Pólio" foi publicado em 2003.

[2] Wim Kok, ex-Primeiro Ministro da Holanda, foi o principal responsável por este Relatório.

[3] Extraído do artigo "Slugging it out over health care, steam cells, and abortion de JH Tanne, *BMJ*, Setembro 2004.

15. *O comboio de Oeiras*

[1] A noção de "empreendedor público da saúde" decorre da aplicação ao sector da saúde do conceito, mais amplo, de "social entrepreneur" (empreendedor social).

[2] Extraído de "Harry Potter e a Pedra Filosofal", 1997, de J.K. Rowling.

[3] *"Exílio",* poema de Sophia de Melo Breyner.

[4] Batatas fritas e mexilhões, têm lugar de destaque na cozinha belga.

Epílogo: Leituras de Natal

[1] Josep Figueras liderou a concepção e o desenvolvimento do *Observatory for Health Systems and Policies,* e é até à actualidade, o seu coordenador.

ALBUM FOTOGRÁFICO

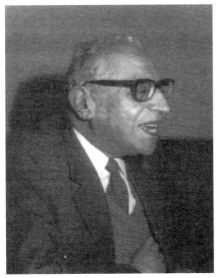

Francisco Gonçalves Ferreira

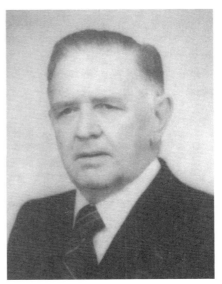

Arnaldo Sampaio

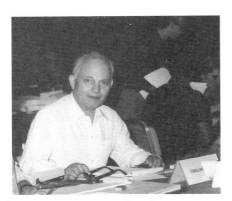

Coriolano Ferreira

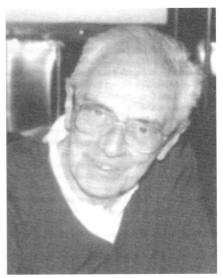

Augusto Mantas

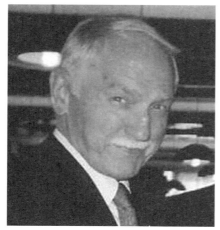
Jo Asvall

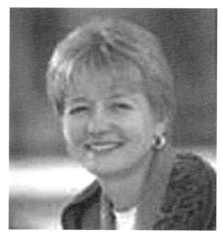
Ilona Kickbusch

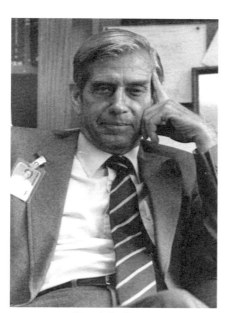
Reuel Stallones

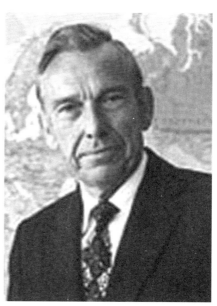
Hafden Mahler

Album fotográfico

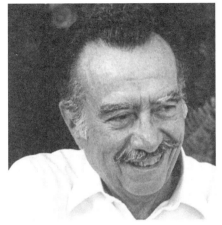

João dos Santos

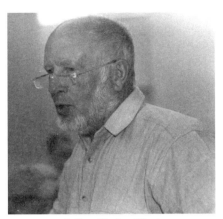

Julian Tudor Hart

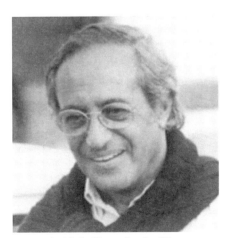

António Torrado da Silva

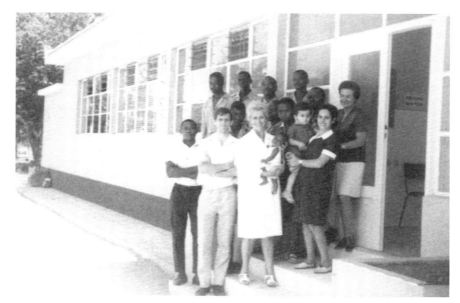

Deolinda Martins

ÍNDICE

Prefácio de Marc Danzon 5

Prólogo: Conversas de Verão 11

1. Uma Lua para Todos 19
   Vila Gouveia (Moçambique), Houston (Texas) e Lisboa, em 1968

2. A Beleza das Leiteiras 35
   Apontamentos da História da Saúde até Bismarck

3. De Bismarck a Cohn-Bendit 45
   Dos seguros de saúde até ao Serviço Nacional de Saúde.

4. O Professor do Púngue 57
   Saúde em Moçambique – Deolinda Martins e Arez da Silva

5. Primavera em Portugal 63
   Gonçalves Ferreira, Arnaldo Sampaio e o SNS

6. A Grande Ideia 77
   Cuidados de saúde primários, Alma Ata e Hafden Mahler

7. O Esteta do Conhecimento 87
   Ciências da Saúde nos Estado Unidos – Reuel Stallones

8. Cegueira Curável 97
   Estratégias de Saúde e Jo Asvall

9. Dançar Pode Fazer Mal 107
   Promoção da saúde e Ilona Kickbusch

10. Rosto e a Máscara 121
    Saúde mental infantil e João dos Santos

11. Homens de Incorrigível Esperança 129
Acção no espaço local – Tudor Hart e Torrado da Silva

12. Escola, SA 141
Sistemas de saúde e as culturas dos países do sul da Europa

13. O Pêndulo de Touraine 151
Apontamentos sobre a saúde em Portugal nos últimos 20 anos

14. A Bela e o Monstro 165
Governação da saúde

15. Mãos Invisíveis 181
A Europa, os Estados Unidos e as influências globais

16. O Comboio de Oeiras 199
Empresas e serviços públicos – o empreendedor público da saúde

Epílogo: Leituras de Natal 219

Notas 221

Álbum Fotográfico 227

Índice 233